AF556495

आपका स्वास्थ्य आपके हाथ

आपका स्वास्थ्य आपके हाथ

दीनानाथ झुनझुनवाला

विद्या विहार, नई दिल्ली

प्रकाशक : विद्या विहार,
19, संत विहार (पहली मंजिल) गली नं. 2, अंसारी रोड, नई दिल्ली–110002
 / संस्करण : 2022 / मूल्य : दो सौ पचास रुपए
मुद्रक : नरुला प्रिंटर्स, दिल्ली ISBN 978-93-82898-70-2

AAPKA SWASTHYA AAPKE HATH

by Shri Dinanath Jhunjhunwala ₹ 250.00

Published by **VIDYA VIHAR**, 19, Sant Vihar (First Floor),
Street No.2, Ansari Road, New Delhi-2

लेखकीय

'आपका स्वास्थ्य, आपके हाथ' लिखने की आवश्यकता मुझे इसलिए पड़ी कि आज हम सभी में अपने स्वास्थ्य के प्रति जागरूकता नहीं है। ईश्वर ने या प्रकृति ने हमें स्वस्थ, सुंदर, निर्मल, विकार-रहित पैदा किया और हमने स्वयं को रोगी, कुरूप एवं विकारों से युक्त बना लिया है। हम स्वस्थ व सुंदर होने के बजाय बीमार एवं कुरूप क्यों हो गए? इस प्रश्न का उत्तर इस पुस्तक में देने का प्रयास किया गया है। हमारी परेशानी का कारण एक नहीं, अनेक हैं और उन परेशानियों से कैसे छुटकारा पाया जाए, यही इस पुस्तक का उद्देश्य है।

मेरे स्वास्थ्य संबंधी लेख समय-समय पर विभिन्न पत्र-पत्रिकाओं में प्रकाशित होते रहे हैं। मेरे विचारों का आदान-प्रदान मेरे नियमित प्रातः भ्रमण के समय साथियों के साथ हुआ करता है। सौभाग्य से साथ घूमनेवालों में प्रोफेसर, विद्वान्, डॉक्टर, वकील, इतिहासज्ञ, व्यापारी, उद्यमी आदि सभी होते हैं। इन सबके बीच विचारों का आदान-प्रदान करने के कारण विचार छनकर साफ एवं शुद्ध हो जाते हैं। साफ व शुद्ध छनकर आए इन विचारों को ही भाषा देकर लिपिबद्ध किया गया है। इन लेखों का आधार लेखक का अपना अनुभव भी आंशिक रूप से है। कोरे विचार ज्यादा उपयोगी नहीं होते। लेकिन उन विचारों से अगर किसी को लाभ पहुँचा है तो निश्चित रूप से उन विचारों को अपनाने पर अन्य सभी लोग लाभान्वित हो सकते हैं।

हमारी बीमारी केवल शारीरिक ही नहीं है। अगर हम मानसिक बीमारियों जैसे काम, क्रोध, लोभ, मोह आदि से भी ग्रस्त हैं तो भी हम बीमार ही माने जाएँगे। अतः पूर्ण स्वस्थ व्यक्ति वह है, जो शारीरिक एवं मानसिक रूप से स्वस्थ है। तन की बीमारियों के लिए प्रातः भ्रमण एवं योग का निरंतर अभ्यास अति आवश्यक है। लोग जवानी में तो अनियमितताओं के कारण उपजी बीमारियों को झेल लेते हैं,

लेकिन ऐसे लोगों का बुढ़ापा कटना जब मुश्किल हो जाता है तो प्रभु से प्रार्थना करते हैं कि हमें अब जल्दी उठा ले। मरना तो निश्चित है, लेकिन हम केवल मरने के लिए पैदा नहीं हुए हैं, कुछ करने के लिए पैदा हुए हैं। हम यह नहीं जानते कि वृद्धावस्था का सौंदर्य क्या है, हम नहीं जानते कि बिना दवा खाए भी स्वस्थ रह सकते हैं, हम यह भी नहीं जानते कि स्वस्थ रहना कम-से-कम खर्चीला है। बीमार पड़ने के लिए हमें पहले तो खर्च करके कचौड़ी, पकौड़ी, जलेबी खाना पड़ता है और पुन: बीमारी के इलाज के लिए डॉक्टर को दिखाना पड़ता है एवं दवा भी खरीदनी पड़ती है। इस मंत्र को अगर व्यक्ति आत्मसात् कर ले कि 'मस्ती बड़ी सस्ती है' और किसकी हस्ती है कि हमारी मस्ती मिटा दे, तो उसे बीमार कौन बना सकता है? केवल इतना ही ज्ञान हो जाए कि हमारी बीमारी का कारण हम स्वयं हैं तो हम बीमार होने से बच सकते हैं। हम जब तक पान, पान-मसाला, सुर्ती, खैनी, शराब, भाँग आदि के गुलाम बने रहेंगे, तब तक कौन हमें स्वस्थ कर सकता है? राजा को हम महाराजा या चक्रवर्ती सम्राट् भले ही कह दें, लेकिन 'स्वामी' उस महात्मा को कहा गया, जिसके पास कुछ भी नहीं है, केवल कोपीन एवं कमंडलु है तथा जो भिक्षा माँगकर जीवन-यापन करता है। तो वह स्वामी किस बात का है? वह स्वामी इसलिए है, क्योंकि इंद्रियाँ उसकी गुलाम हैं; लेकिन सामान्य आदमी अपनी इंद्रियों का गुलाम है। इसलिए कहा जाता है कि शत्रुओं पर जो विजय प्राप्त करे, वह वीर; लेकिन जो अपने पर यानी अपनी इंद्रियों पर विजय प्राप्त कर ले, वह महावीर।

इस पुस्तक के लेखों में हमने यह बताने की चेष्टा की है कि प्रात: भ्रमण कैसे करना चाहिए। आप अपने आहार को औषधि बना सकते हैं। पूर्ण स्वस्थ रहने के लिए भोजन, भजन एवं भ्रमण की साधना आवश्यक है। आप चाहें तो बीमार नहीं पड़ सकते, आपके हँसने में आपके स्वास्थ्य का राज छिपा है, चिंता को चिंतन में बदल दें, दांपत्य जीवन को कैसे सफल बनावें, वृद्धावस्था की समस्या एवं समाधान, सुख क्या है एवं कहाँ है, जल ही जीवन है आदि। ये सभी लेख साधारण भाषा में लिखे गए हैं। इन लेखों से स्त्री, पुरुष, वृद्ध, युवा यानी सभी, चाहे वे किसी भी संप्रदाय के हों, लाभान्वित हो सकते हैं। लाभान्वित कब होंगे? केवल जानने से नहीं, इन सूत्रों को अपनाने से। आप संकल्प का काम जब विकल्प से लेते रहेंगे, लाभान्वित नहीं होंगे। प्रात: सूर्योदय से पहले उठने का अभ्यास डालें एवं प्रात: जल का पान करें तो ही आपका प्रात: भ्रमण सध पाएगा। विलंब से उठनेवालों के लिए प्रात: भ्रमण 'दिवा-स्वप्न' है। जीवन की दिनचर्या संयमित होनी चाहिए। हम उन चीजों के सेवन से परहेज करें, जिनकी हमें आवश्यकता नहीं। हम बिना पान, पान

मसाला, खैनी एवं मांस-मदिरा के अगर अधिक स्वस्थ रह सकते हैं तो इनके सेवन से क्यों बीमार पड़ें ? अपने आचार-विचार में वैराग्य-वृत्ति धारण करें। वैराग्य-वृत्ति में घर छोड़ना एवं पहाड़ों, जगलों व कंदराओं में जाना आवश्यक नहीं है। हम उन्हीं चीजों का उतना ही सेवन करें जितना जिंदा रहने के लिए आवश्यक है तो हम बीमारी से बच सकते हैं एवं स्वस्थ शरीर का आनंद ले सकते हैं। जब तक जिएँ, अपने शरीर एवं विचार को परमार्थी बना दें तो आपको संतोष एवं आनंद की अनुभूति होगी। मेरा मानना है कि जो व्यक्ति अपने शरीर एवं मन का दुरुपयोग करता है, उसको क्षीण एवं अशक्त बना लेता है, वह एक प्रकार से ईश्वर की अमानत में खयानत करनेवाला अपराधी है। उसे अपने दुष्कर्म का फल अवश्य भोगना पड़ेगा।

खयाल रखें, स्वस्थ रहना प्राकृतिक है, अस्वस्थ रहना अप्राकृतिक है। प्रकृति पर आधारित जीवन आपको पूर्ण स्वस्थ रखेगा। अपने अब तक के जीवन में मैंने यही देखा तथा अनुभव किया है। इस अनुभव से मैं लाभान्वित भी हुआ हूँ। दूसरे लोग भी इसी प्रकार लाभान्वित हों, इसी आशा और विश्वास से अपनी टूटी-फूटी भाषा में इन अनुभवों को पुस्तकाकार लोकार्पित कर रहा हूँ। पाठकगण इन अनुभवों से लाभान्वित हुए तो मैं अपना परिश्रम सार्थक मानूँगा।

—दीनानाथ झुनझुनवाला

शुभाशंसा

सर्वमात्मवशं सुखम्।

'स्वस्थ' शब्द का अर्थ है—'स्व' में स्थित। इस स्व-स्थिति की उपलब्धि ही स्वास्थ्य है। 'स्व' को 'आत्म' का पर्यायवाची मान लें तो कहा जा सकता है कि जो आत्मस्थ है, वही स्वस्थ है। उसी स्थिति में स्वस्थ का विलोमार्थक शब्द 'अस्वस्थ' नहीं अपितु परस्थ होगा। इसी अर्थ में शास्त्रों में कहा गया है—

सर्वं परवशं दुःखं सर्वमात्मवशं सुखम्।

परवशता में दुःख-ही-दुःख है, आत्मवशी सब प्रकार से सुखी रहता है। तुलसीदास ने जो बात स्त्रियों के विशेष संदर्भ में कही है, वह प्राणिमात्र के लिए यथार्थ है—'पराधीन सपनेहु सुख नाहीं।'

सभी जीवधारियों में मनुष्य ही ऐसा है, जिसके भीतर 'स्व' की चेतना सर्वाधिक विकसित है। मनुष्य चाहे तो 'स्व-स्थिति' का संरक्षण करते हुए स्वयं को स्वस्थ रख सकता है। स्पष्ट है कि स्वस्थ रहना मनुष्य के अपने वश की बात है।

जब अपना स्वास्थ्य अपने ही हाथ में है तो आदमी अस्वस्थ क्यों रहता है? दृष्टि उठाकर देखिए तो सभी अस्वस्थ ही दिखाई पड़ते हैं। चिकित्सकों के यहाँ बढ़ती भीड़ को देखकर भी बीमारों की संख्या का अनुमान लगाया जाता है, किंतु वह तो एक नमूना है। चिकित्सकों के यहाँ पहुँच ही कितने लोग पाते हैं! फिर चिकित्सकों की पहुँच भी कितनी है? इससे भी बढ़कर प्रश्न है कि उपचार में लगा हुआ चिकित्सक क्या स्वयं स्वस्थ है? बाह्य लक्षणों के विश्लेषण के आधार पर वह व्याधि विशेष को कुछ काल के लिए दबाकर रोगी को क्षणिक विश्राम देने का प्रयत्न करता है। इस प्रयत्न में कितने नए रोग उत्पन्न होते जाते हैं और रोगों की श्रृंखला चल पड़ती है।

इस प्रकार, जिनके ऊपर अपने स्वास्थ्य का जिम्मा छोड़कर हम निश्चिंत होना चाहते हैं, उनकी भी गति-मति बहुत सीमित है। वे बहुत कर सकते हैं तो सीमित अंश में हमारे शारीरिक स्वास्थ्य की ही देखभाल कर सकते हैं। उन असाध्य व्याधियों के संदर्भ में वे क्या कर सकते हैं, जो मनुष्य को लगातार पीड़ित करती रहती हैं तथा जिनकी ओर तुलसीदासजी ने इस दोहे में संकेत किया है—

एक ब्याधिवस नर मरहिं ये असाधि बहु ब्याधि।
पीड़हिं संतत जीव को सो किमि लहै समाधि॥

—सतत् पीड़ित मनुष्य को शांति तभी मिल सकती है, जब वह सही मायने में स्वस्थ हो जाए।

सुख-साधनों का अंबार हमारे इर्द-गिर्द लगा हो, किसी प्रकार का अभाव हमारे आस-पास न फटकने पाता हो, भगवत्कृपा से शरीर भी हृष्ट-पुष्ट और सुदर्शन हो, आवश्यक नहीं कि फिर भी हम सुखी हों। समस्त सुख-साधनों के बीच रहते हुए भी हम चिंतित एवं भयाक्रांत रह सकते हैं। चिंता और भय का कोई प्रत्यक्ष कारण न भी हो तो भी हाड़-तोड़ परिश्रम के द्वारा इकट्ठा किए गए सुख-साधनों से वंचित होने का भय तो बना ही रहेगा। अत्यधिक आत्मविश्वास के कारण इस दिशा में हम निश्चिंत दिखाई पड़ते हों तो भी मृत्यु एक ऐसा विषय है जिसका भय बड़े-बड़े महात्माओं को भी सताता ही है। इसके रहते कौन निश्चिंत रह सकता है? इससे आश्वासन भी कौन दे सकता है? वैद्य भी मरता है और रोगी भी मरता है। शिष्य भी मरेगा और गुरु भी मरेगा। कौन किसे समझाए? इस व्याधि से तो वही बच सकता है, जो सचमुच स्वस्थ हो।

सही अर्थों में स्वास्थ्य का लक्षण यही है कि मनुष्य निर्विकार हो जाए। उत्पन्न होना, बढ़ना, रूप बदलना और अंततः नष्ट होना आदि प्रकृति के छह सहज-स्वाभाविक विकारों के बीच अप्रभावित एवं सम रहना स्वास्थ्य का लक्षण है।

श्री दीनानाथ झुनझुनवाला की पुस्तक का शीर्षक 'आपका स्वास्थ्य, आपके हाथ' इस दृष्टि से बहुत सार्थक और उपयोगी है। हमारा स्वास्थ्य सचमुच हमारे हाथ में है। दुनिया भर के साधन हमारे लिए न्यूनाधिक सहायक हो सकते हैं, किंतु हमें स्वास्थ्य की आवश्यकता है अथवा नहीं, यह निर्णय तो हमें स्वयं ही करना होगा। केवल निर्णय लेने से कुछ बनता-बिगड़ता नहीं। हमें स्वास्थ्य चाहिए तो एतदर्थ दृढ़तापूर्वक संकल्पबद्ध होना होगा और स्वास्थ्य-साधन के अनुकूल एक विशिष्ट जीवन-पद्धति की साधना करनी होगी। आत्मानुशासन के द्वारा हमें क्रमशः

गीतोक्त 'समत्वयोग' की दिशा में कदम बढ़ाना होगा। इसके लिए युक्ताहार-विहार और युक्त कर्म पर आधारित आचरण-संहिता का अभ्यास आवश्यक होगा और यह सब हम स्वयं अपनी प्रेरणा से ही कर सकते हैं।

श्री दीनानाथ झुनझुनवाला सत्तर वर्ष की अवस्था में भी पूरी तरह स्वस्थ एवं युवकोचित ऊर्जा से संपन्न दीखते हैं और वे इसका श्रेय अपनी नियमित एवं अनुशासित जीवन-पद्धति, नियमित प्रात: भ्रमण, यौगिक क्रियाओं, अध्यात्म-चिंतन एवं हास्य को देते हैं। उनका विश्वास है कि यह स्थिति क्रिया-साध्य है तथा उनके समान जीवन-शैली अपनाकर कोई भी इस स्थिति की उपलब्धि कर सकता है। अपने सत्तरवें जन्मदिन के अवसर पर वे अपने जीवनानुभवों को पुस्तकाकार लोकार्पित कर रहे हैं तो इसके पीछे उनकी मंगल-कामना की प्रेरणा ही प्रमुख है।

मुझे विश्वास है कि पाठक उनके अनुभवों से अवश्य लाभान्वित होंगे।

—डॉ. जितेंद्र नाथ मिश्र

अध्यक्ष, हिंदी विभाग

दयानंद महाविद्यालय, वाराणसी

आभार

'आपका स्वास्थ्य, आपके हाथ' पुस्तक लिखने की प्रेरणा प्रातः भ्रमण के साथियों से मुझे प्राप्त हुई। हमारे प्रातः भ्रमण के साथी डॉ. जितेंद्र नाथ मिश्र वाराणसी के दयानंद महाविद्यालय में हिंदी विभागाध्यक्ष हैं, डॉ. नंदलाल अग्रवाल नगर के प्रमुख काय चिकित्सक हैं, श्री सुरेंद्र सिंह अच्छे वकील हैं; सर्वश्री रामानंद दीक्षित, लक्ष्मीनारायण शुक्ल, उदय प्रकाश गुप्त—ये तीनों गणितज्ञ हैं। श्री भोलानाथ जल-मल विभाग में कार्यरत हैं। डॉ. एन.के. सिंह प्रसिद्ध हृदय रोग चिकित्सक हैं, डॉ. ए.के. द्विवेदी पूर्व मुख्य चिकित्सा अधिकारी हैं। अन्य बहुत से मित्रगण हैं, जो अपने-अपने विषयों के विद्वान् हैं। इन प्रातः भ्रमणार्थियों के साथ भ्रमण करने का एक अलग ही आनंद है। हम प्रातः भ्रमण में न तो परिवार की बात करते हैं, न व्यापार की और न ही राजनीति की बात। कारण, ये तीनों ही हमें चिंतामुक्त नहीं करते। हम केवल अध्यात्म और हास्य की चर्चा करते हैं, जो हमारे तन व मन को पुष्ट करता है। वहाँ केवल 'प्रसन्नता' के प्रसाद का वितरण होता है और 'प्रसादस्तु प्रसन्नता' का सूत्र ही हमारी मान्यता है। अगर हम प्रातः भ्रमण में एक घंटे तक भी चिंतामुक्त रह सकें तो बाकी के तेईस घंटे भी हम चिंतामुक्त रह सकते हैं। चिंतामुक्त रहना ही हमारा मुख्य प्रयोजन है। मैं सभी प्रातः भ्रमणार्थी साथियों का आभार व्यक्त करता हूँ, जिनके विचार परिपुष्ट होते हैं और उन्हीं विचारों को विभिन्न लेखों में व्यक्त किया जाता है। उन लेखों का संग्रह ही यह पुस्तक है।

हैदराबाद के शतवर्षीय के. वैद्यनाथन ने अपने जीवन अनुभवों के द्वारा हमें लाभान्वित एवं उत्साहित किया है, जिसके लिए मैं उनका आभारी हूँ।

मेरे परिवार में मेरी पत्नी भी प्रातः भ्रमण में साथ रहती हैं। उनकी सत्प्रेरणा भी मेरे लिए सहायक है। मेरे सुपुत्र चि. सत्यनारायण भी प्रातः भ्रमण करते हैं और उन्होंने कार्यभार ठीक से सँभाल लिया, अतः मुझे लिखने-पढ़ने का अवकाश मिल

जाता है। मेरे दूसरे सुपुत्र चि. विश्वनाथ भी अपने दोनों पुत्रों के साथ प्रात: भ्रमण में जाते हैं। मेरे अग्रज श्री रामावतारजी झुनझुनवाला एवं उनके सुपुत्र चि. जगदीश झुनझुनवाला मुझे हमेशा प्रेरणा देते रहते हैं। अत: मैं परिवार के सभी सदस्यों के प्रति अपना हार्दिक आभार व्यक्त करता हूँ।

श्री चंद्रदेव पांडेय उच्च कोटि के विद्वान् हैं, जो हमें शास्त्रीय विषयों से परिचित कराते रहते हैं। डॉ. कपिलदेव पांडेय, पं. श्रीकृष्ण तिवारी आदि का सहयोग भी मेरे लिए मूल्यवान् है।

महाकवि पं. चंद्रशेखर मिश्र ने पुस्तक के लिए एक सुंदर छंद प्रदान करके पुस्तक की शोभा बढ़ाई है, इसके लिए मैं उनका आभारी हूँ।

आचार्य श्री हरिहर कृपालु त्रिपाठीजी महाराज की कृपा मेरे ऊपर बराबर रहती है और वे भी मेरी प्रेरणा के स्रोत हैं।

मैं जो कुछ भी संस्कारित हो सका, उसमें मेरे अग्रज स्व. श्री प्रह्लादराय झुनझुनवाला का योगदान ही सर्वोपरि है। उनके प्रति मैं अपने श्रद्धा-सुमन अर्पित करता हूँ। अंत में, बाबा भोलेनाथ से प्रार्थना करता हूँ कि वे मेरे सभी संगी-साथी और परिवार के लोगों को स्वस्थ व प्रसन्न रखें।

—दीनानाथ झुनझुनवाला

विषय-सूची

1

प्रातः कैसे टहलना चाहिए

आप समझते होंगे कि टहलने में कौन सी कला है? केवल पैदल चलना टहलना मानते हैं तो आपका यह भ्रम है, जैसे भोजन करना केवल पेट भरना नहीं है। भोजन पचना चाहिए। भोजन जब तक पचेगा नहीं, वह हमें शक्ति एवं स्वास्थ्य प्रदान नहीं करेगा। टहलने की पहली आवश्यकता है कि टहलने के कारण हम बीमार नहीं पड़ेंगे। अगर टहलनेवाले बीमार पड़ते हैं तो इसका मतलब है कि टहलने की प्रक्रिया ठीक नहीं है और वह सुधार माँगती है।

जब साइकिल, रिक्शा, कार, ट्रेन, हवाई जहाज आदि नहीं थे तो पैदल चलना हमारी मजबूरी थी। लेकिन अब उसने व्यायाम एवं मनोरंजन का स्थान ले लिया है। स्वस्थ रहने के लिए टहलना अब हमारी मजबूरी हो गई है। हार्वर्ड विश्वविद्यालय के एक अध्ययन के अनुसार, तेजी से 3 किलोमीटर तक पैदल चलने से किसी भी व्यक्ति को दिल की बीमारी होने का खतरा 28 प्रतिशत तक कम हो जाता है। पैदल चलनेवालों की संगत कई बार बहुत बढ़िया होती है। सुकरात और अरस्तू टहलते-टहलते ही अपना दार्शनिक चिंतन किया करते थे। थॉमस जेफर्सन इसे बढ़िया व्यायाम बताते थे। हेनरी डेविड, वर्ड्सवर्थ आदि रचनाकार अपनी रचनाएँ टहलते-टहलते कर डालते थे। अमेरिका के राष्ट्रपति हेनरी ट्रूमैन भी प्रतिदिन टहला करते थे। प्रख्यात वैज्ञानिक अल्बर्ट आइंस्टीन भी घूमते वक्त अपनी नोटबुक साथ रखते थे, ताकि कोई विचार आए तो उसे फौरन नोट कर लें। महात्मा गांधी भी प्रतिदिन इतनी तेज गति से घूमते थे कि कई लोग उनका साथ नहीं दे पाते थे। गांधीजी किसी को बात करने का समय जब नहीं दे पाते थे तो उसे घूमने के वक्त का समय देते थे, ताकि उससे बातचीत हो सके। प्रसिद्ध उद्योगपति श्री

घनश्याम दास बिड़ला भी अपने साथियों के साथ नित्य घूमा करते थे और उस समय विभिन्न विषयों पर चर्चा हुआ करती थी। संगी-साथी श्री बिड़ला के विचारों से अपने को लाभान्वित होना स्वीकार करते थे। इस लेख का लेखक भी पिछले पचास वर्षों से लगातार घूमता है, चाहे देश में रहे या परदेश में या विदेश में। किसी भी कारण से घूमना बाधित नहीं होता। यही कारण है कि लेखक द्वारा दिए गए तीन सूत्र दिन पर दिन अधिक पुष्ट होते जा रहे हैं—पहला, नित्य घूमनेवाला कभी बीमार नहीं पड़ेगा। स्वाभाविक है, जब घूमने की क्रिया निरंतर बिना नागा चालू रहेगी तो शरीर में इतनी प्रतिरोधक क्षमता विकसित हो जाएगी कि शरीर में रोग का प्रवेश ही नहीं हो पाएगा। दूसरा सूत्र है—कभी बूढ़ा नहीं होना, यानी जब बीमार नहीं होगा तो बुढ़ौती आएगी कहाँ से ? बुढ़ौती की परिभाषा भी समझने लायक है। बुढ़ौती की कोई उम्र नहीं होती। मैंने बीस वर्ष के बूढ़े को देखा है तथा पचासी वर्ष के जवान को देखा है। बीस वर्ष का जवान जब जिंदगी में उदास, निराश एवं हताश दिखाई दे, उसे कोई उमंग एवं उत्साह नहीं रहे, जीवन भार लगने लगे तो समझ लेना कि बीस वर्ष का जवान भी बूढ़ा है। इसके विपरीत, अगर पचासी वर्ष का व्यक्ति जब अपना परिचय देता है तो कहता है कि मैं पचासी वर्ष का जवान हूँ, पूरे उत्साह एवं उमंग से भरा है। अपना काम स्वयं करता है, किसी पर आश्रित नहीं है। हमेशा प्रसन्न रहता है एवं औरों को प्रसन्न रखता है। ऐसे व्यक्ति को कौन बूढ़ा कहेगा ? हमारे सभी देवी-देवता पूर्ण युवावस्था में दिखाई देते हैं। आप भी अपने में देवत्व ले आइए तो आप भी बूढ़े नहीं होंगे। देवत्व लाने का अर्थ है—दूसरे की आलोचना-प्रत्यालोचना से बचें तथा सबसे सम-भाव रखें। किसी के प्रति भी विषम-भाव आने ही न दें। आयुर्वेद में भी त्रिदोष रूपी वात-पित्त-कफ जब सम अवस्था में रहते हैं, तभी निरोग हैं, वरना एक के भी विषम होते ही हम रोगी हो जाते हैं, चाहे वात के रोगी हों या पित्त के या कफ के या तीनों के। अत: सम-भाव में रहना भी हमें स्वास्थ्य प्रदान करेगा और बूढ़ा होने से बचाएगा। लेखक भी जब अपने साथियों के साथ घूमता है तो व्यापार की, परिवार की एवं राजनीति की कोई चर्चा नहीं करता। किसी दूसरे की आलोचना एवं प्रत्यालोचना से भी बचना है। केवल अध्यात्म एवं हास्य की चर्चा होती है। इस अध्यात्म एवं हास्य के समन्वय ने हमें निरोग बनाया—केवल तन से नहीं बल्कि मन से भी। प्रत्येक मनुष्य केवल तन का रोगी नहीं है। काम, क्रोध, मोह आदि मन के रोग हैं। मनुष्य को स्वस्थ रहने के लिए तन व मन से निरोगी रहना अति आवश्यक है। तीसरा सूत्र है—चल के चिता पर जाएगा। यह सूत्र हमने श्री घनश्याम दासजी बिड़ला की जीवनी से लिया। इस

सूत्र को श्री बिड़ला ने दिया था। इस सूत्र का अर्थ है कि न हम कष्ट पाएँगे और न दूसरों को कष्ट देंगे। चलते-चलते या काम करते-करते मृत्यु का आलिंगन करेंगे। हुआ भी यही कि श्री बिड़ला लंदन में प्रातः भ्रमण के लिए निकले थे कि रास्ते में ही उनका स्वर्गवास हो गया। न कष्ट पाए और न कष्ट दिया। इसी को कहते हैं—चल के चिता पर जाना। इन तीनों सूत्रों को अपने जीवन में उतारने के लिए टहलनेवालों को कैसे टहलना चाहिए, इसकी चर्चा हम कर रहे हैं। 'गीता' के सूत्र बड़े महत्त्व के हैं—अभ्यास एवं वैराग्य। अभ्यास का अर्थ तो समझ में आता है कि टहलने की क्रिया निरंतर होनी चाहिए, चाहे जहाँ रहें। लेकिन वैराग्य का व्यावहारिक अर्थ समझने लायक है। यहाँ वैराग्य का अर्थ है आवश्यकतानुसार चीजों का सेवन, इच्छानुसार नहीं। अगर हमारा शरीर दो रोटी से चल सकता हो तो हम स्वाद के लिए तीन रोटी नहीं खाएँगे। यह वैराग्य-वृत्ति जीवन के हर क्षेत्र में जब उतर जाएगी तो न हम भोगी रहेंगे, न रोगी होंगे। वैराग्य-वृत्ति में अनावश्यक चीजों का सेवन भी वर्जित है, जैसे—पान, पान मसाला, शराब, सिगरेट आदि। ये चीजें शरीर के लिए आवश्यक नहीं हैं। अतः सेवन करने योग्य भी नहीं हैं। इस वैराग्य-वृत्ति में कहीं घर-बार छोड़ना नहीं है, केवल आवश्यकतानुसार सेवन करना है। जब इस प्रकार अभ्यास एवं वैराग्य सध जाएगा तो हमें कौन रोगी बनाएगा?

हमारे यहाँ एक सूत्र है—'पहला सुख निरोगी काया'। संस्कृत में कहते हैं 'शरीरमाद्यं खलु धर्मसाधनम्', यानी सारे धर्मों को करने का माध्यम यह शरीर ही है। अगर काया ही रोगी रहेगी तो न भोजन अच्छा लगेगा, न काम, न वस्त्र यानी कोई क्रिया अच्छी नहीं लगेगी। इसलिए हमारे ऋषि जब आशीर्वाद देते हैं तो 'शतं जीवेत्' के साथ 'शृणुयाद शरदः शतं पश्येत् शरदः शतं'—यानी सौ वर्ष जीने के साथ सौ वर्ष तक हम सुन सकें तथा देख सकें यानी हमारी सारी इंद्रियाँ सौ वर्ष तक काम करें। इसलिए इस शरीर को निरोग रखना अति आवश्यक है।

अगर प्रातः भ्रमण की कमी पूरी करनी हो तो आधे घंटे का 'योग' आपको पूरा निरोगी बना देगा। टहलना एवं योग एक-दूसरे के पूरक हैं। आप योग की क्रिया किसी योगिराज से एक बार समझकर ही करें। आपको आपकी आवश्यकता के अनुसार वे जब यौगिक क्रियाएँ बता देंगे तो ही आप रोग-मुक्त रह सकेंगे। लेखक दोनों क्रियाओं को करके सत्तर वर्ष की उम्र में भी रोग-मुक्त है एवं शरीर पूरा सुख देता है, आनंद एवं उल्लास भरा हुआ है और जिंदगी जीने का मन करता है। लेखक स्वयं तो प्रसन्न रहता ही है, दूसरों को भी प्रसन्न करने का प्रयास करता है।

टहलने का केवल यही लाभ नहीं कि शरीर को पर्याप्त ऑक्सीजन मिलती है। टहलने में जो श्रम पड़ता है, उससे पसीना निकलता है और इस प्रकार पसीने के मार्ग से शरीर में संगृहीत विजातीय द्रव्य भी निकल जाते हैं। हम लोग जो कुछ भी खाते-पीते हैं उसमें बहुत से रासायनिक पदार्थ शरीर को उपलब्ध होते हैं। अत: शरीर को स्वस्थ रखने के लिए यह आवश्यक है कि उनमें शरीर के लिए जो अनपेक्षित अंश है, वह निकल जाए। पसीना इसका एक बड़ा सशक्त साधन है।

हम चौबीस घंटे में एक घंटा शरीर को टहलने एवं योग के लिए देते हैं तो यह क्रिया हमें नीरोग एवं स्वस्थ रखती है। यह कितना सस्ता सौदा है—'एक लगावे तेईस पावे' का, यानी एक घंटा जब शरीर को देते हैं तो यह हमें तेईस घंटे फिट रखता है। टहलने के लिए सूर्योदय के पहले उठना आवश्यक है। उठने के बाद बासी जल 3-4 गिलास पिएँ, शौच जाकर एवं ब्रश या मंजन करके प्रात: टहलने के लिए निकट खुले स्थान में जाएँ, जहाँ हरियाली भी हो। तेज गति से चलें। अगर टहलने में साथी लोग हों तो केवल अध्यात्म एवं हास्य की चर्चा करें। अध्यात्म आपके मन के विकारों को दूर करेगा। इस प्रकार, आप तन और मन से तृप्त रहेंगे। आपकी तृप्ति ही आपको निरोगी काया देगी। आप जब तक जिएँ, आपका शरीर आपके वश में रहे। यह वश में तभी रहेगा जब स्वस्थ रहेगा, वरना आप भी रोगी हो जाएँगे। यह संकल्प होना चाहिए कि मैं अपनी गलतियों के कारण बीमार नहीं पड़ूँगा। जब हम गलत आदतों से परहेज रखेंगे तो स्वाभाविक है कि टहलना हमें पूर्ण स्वास्थ्य प्रदान करेगा। जीवन में मस्ती रहेगी। किसकी हस्ती है, जो हमारी मस्ती को मिटा दे। इसीलिए कहते हैं कि मस्ती बड़ी सस्ती है। बीमार पड़ने पर ठीक होने के लिए पैसा चाहिए। स्वस्थ रहने के लिए अधिक धन की आवश्यकता नहीं। हलका एवं साधारण भोजन ही सुपाच्य एवं स्वास्थ्यकर होता है। अत: वैराग्य-वृत्ति रखते हुए नियमित टहलने का अभ्यास डालें। नियमित टहलने के कारण बढ़ती उम्र की बीमारियाँ जैसे—मधुमेह, प्रोस्टेट, कैंसर आदि भी आपको परेशान नहीं करेंगी।

□

2

आहार ही औषधि है

औषधि का सेवन करने में चार सावधानियाँ बरतने की आवश्यकता है। औषधि की मात्रा निश्चित है, औषधि के सेवन का समय निश्चित है तथा औषधि का प्रयोग निश्चित समय तक किया जाता है। जब रोगमुक्त हो जाते हैं तो औषधि का सेवन बंद कर देते हैं तथा औषधि का सेवन गुणवत्ता के आधार पर किया जाता है, स्वाद के आधार पर नहीं। इसी प्रकार, हमें अपने आहार को औषधि की तरह ही उपयोग में लाना होगा। आहार की मात्रा निश्चित, आहार का समय निश्चत तथा किसी रोग को दूर करने के लिए कुछ आहार का परहेज एवं कुछ का सेवन (चिकित्सक की राय से) निश्चित समय तक के लिए। अगर हम आहार का सेवन औषधि की तरह करें तो हम बीमार नहीं पड़ेंगे। औषधि में स्वाद की प्रधानता नहीं होती। इसी प्रकार आहार में भी स्वाद की प्रधानता नहीं होनी चाहिए। स्वाद-प्रमुख आहार के सेवन में हम कभी भी आवश्यक मात्रा तक सीमित नहीं रह पाएँगे। नतीजा होगा—अधिक आहार हमारे शरीर में विकार पैदा करेगा और हम रोगग्रस्त हो जाएँगे।

प्रकृति मौसम के अनुसार ही फल, सब्जी, अनाज आदि पैदा करती है। गरमियों में पसीने से बदबू आती है, अतः सुगंधित फूल—बेला आदि—गरमियों में ही पैदा होते हैं। गरमी से बचने के लिए रसदार फलों की आवश्यकता होती है, अतः आम, तरबूज, बेल, खीरा, ककड़ी, खरबूजा आदि गरमी में ही पैदा होते हैं। इसी कारण इनका सेवन हमेशा आपमें तरावट पैदा करेगा। आदर्श आहार वह है जो हमारे शरीर का उत्तम विकास करे; हमें चेतना, प्रसन्नता व शक्ति प्रदान करे; हमारी देह को निर्मल तथा स्वस्थ रखे।

आजकल का मनुष्य प्रकृति से दूर होता जा रहा है। वह दिन-रात भाग-दौड़ करता है, मानसिक तनाव को आमंत्रित करता है, प्रदूषित हवा को फेफड़ों में भरता है, अशुद्ध आहार का सेवन करता है और अतिरेकों से भरा जीवन जीता है। बीमारी दिन-प्रतिदिन बढ़ती जाती है तो इसमें आश्चर्य नहीं। अप्राकृतिक जीवन की यह सजा स्वाभाविक ही है।

बीमारी को दूर करने के लिए आदमी विषमय दवाओं या रसायनों को पेट में डालता है और निश्चित गति से मृत्यु-द्वार की ओर निरंतर बढ़ता जाता है।

मनुष्य को वास्तविक स्थिति समझनी चाहिए कि प्राकृतिक आहार में अप्रतिम तारक शक्ति विद्यमान है। शताब्दियों पूर्व सुप्रसिद्ध ग्रीक चिकित्सक हिपोक्रटस ने बताया था कि "अपने आहार को ही अपनी औषधि बनाइए।" फलों का सेवन प्राकृतिक आहार का श्रेष्ठ स्वरूप है। फलों का सेवन शरीर की रोग प्रतिरोधक शक्ति में वृद्धि करता है शरीर को हलका रखता है, मन में प्रसन्नता हमेशा विद्यमान रहती है, चेहरे पर कांति एवं ओज स्पष्ट दिखाई पड़ता है।

यदि आप चाहते हैं कि शरीर के लिए सभी आवश्यक तत्त्व आपको हमेशा मिलते रहें, आपको जीवंत सुंदर स्वरूप प्राप्त हो, सदा स्वस्थ रहें, यौवन और यौन-शक्ति दीर्घावस्था तक बनी रहे तो आहार को औषधि की तरह सेवन करने से अधिक उत्तम उपाय कोई नहीं है।

मनुष्य के पास सारे सुख हों, लेकिन शरीर सुख न हो तो क्या बाकी के सारे सुख उसे प्रसन्नता प्रदान करेंगे? बिलकुल नहीं। इसलिए यह उक्ति सही है कि 'पहला सुख निरोगी काया'।

शरीर के कोष रात-दिन क्षीण होते जाते हैं। आहार ही नए कोषों का निर्माण करता है एवं शारीरिक बल, बुद्धि और ओज का मूल भी आहार ही है। अतएव लोग दैनिक आहार विषयक सूक्ष्म ज्ञान प्राप्त करें तथा शरीर को निरोगी बनाएँ, यह आवश्यक है। लोगों को यह जानना आवश्यक है कि खान-पान की स्वच्छता हमें स्वस्थ रखने के लिए जरूरी है। घरेलू औषधियों की जानकारी भी हमें चिकित्सकों से दूर रखेगी।

यदि मनुष्य को इस बात का विवेक न रहे कि शरीर के लिए क्या हितकर है और क्या अहितकर, तो रोगों की उत्पत्ति निश्चित है, क्योंकि रोगों की उत्पत्ति का मूल कारण मिथ्याहार ही है।

मनुष्य दो प्रकार से रोगी होता है—एक, अपने कारणों से तथा दूसरा, अज्ञात कारणों से। निन्यानबे प्रतिशत आदमी अपने ही कारणों से रोगी होता है। गलत

आहार तथा गलत दिनचर्या उसमें प्रमुख है। प्रत्येक मनुष्य की प्रकृति भी अलग-अलग होती है। जैसे किसी को दही का सेवन अच्छा लगता है तो किसी को दही के सेवन से कफ पैदा होता है। प्राय: प्रत्येक व्यक्ति को यह पता होता है कि किस चीज का सेवन हमारे शरीर के अनुकूल नहीं है। जो हमारे शरीर के अनुकूल नहीं है, उसके सेवन से परहेज रखना चाहिए। हम अपने स्वास्थ्य के प्रति अगर इतने चेतन हो जाएँ तो हमें कोई बीमार नहीं बना सकता है। अज्ञात कारणों से बीमार वह होता है जैसे कहीं पानी अशुद्ध मिल गया संक्रामक रोगी से भेंट हो गई और उसके रोग ने संक्रमण करके हमें भी रोगी बना दिया। ज्यादातर व्यक्ति किसी न किसी गलत आहार या पेय का गुलाम है। वह सोचता है कि वह इसके सेवन के बिना नहीं रह सकता। चाहे पान हो या पान-मसाला, शराब हो या खैनी, सिगरेट हो या मिठाई-नमकीन। वह इनके सेवन से छुटकारा चाहता है, डॉक्टर भी मना करता है; लेकिन आदतों का गुलाम हो गया है। अपने में इच्छा-शक्ति का अभाव है। वह यह नहीं सोचता कि अमुक व्यक्ति अगर इन चीजों के बिना सेवन से प्रसन्नचित्त रह सकता है तो हम क्यों नहीं रह सकते?

आप इन छोटी-छोटी बुराइयों से जैसे पान, पान मसाला, खैनी, सिगरेट, शराब आदि से जितनी जल्दी छुटकारा पा लेंगे उतनी ही आपकी प्रसन्नता में वृद्धि होगी और आप उतने ही स्वस्थ रहेंगे। शरीर को रोगी बनाया जाए या निरोगी रखा जाए, यह मनुष्य की इच्छाशक्ति पर निर्भर है। यदि मनुष्य चाहे तो अपने को निरोगी रख सकता है।

विरुद्ध आहार का सेवन भी नहीं करना चाहिए। विरुद्ध आहार भयंकर रोगों को उत्पन्न करता है। फलों के साथ दूध का सेवन नहीं करना चाहिए। फलों के साथ दूध का सेवन विरुद्ध आहार है। लहसुन या प्याज के साथ गुड़ या दूध का सेवन भी विरुद्ध आहार है।

बुद्धिमान मनुष्यों को ऐसा आचरण करना चाहिए, ताकि रोगों की उत्पत्ति न हो। पथ्य का पालन करनेवाले का रोग बिना औषधियों के ही मिट जाता है, जबकि पथ्य का पालन नहीं करनेवालों की व्याधि सैकड़ों औषधियों से भी नहीं मिटती, यह सत्य है। हम अगर संकल्पित हो जाएँ कि अनावश्यक चीजों का सेवन नहीं करेंगे तो किसकी हिम्मत है कि हमें रोगी बना देगा। 'आहार ही औषधि है' का मंत्र जीवन में अपना लें तो आप निश्चित रूप से निरोग एवं स्वस्थ रहेंगे।

□

3

पहला सुख निरोगी काया, पहला दुःख रोगी काया

इस लेख के शीर्षक की पहली पंक्ति तो प्रचलित है, लेकिन दूसरी पंक्ति में नवीनता है। यानी सारा सुख एवं सारा दुःख समाया हुआ है निरोगी काया एवं रोगी काया में। हम आगे चर्चा करेंगे कि रोगी होने से कैसे बचा जाए। स्वस्थ एवं निरोगी रहना हमारी प्रकृति है। अस्वस्थ एवं रोगी होना हमारी विकृति है। यह विकार प्रकृतिजन्य है या हम अपने विकार के कारण स्वयं हैं। हमारा अप्राकृतिक जीवन ही हमारे में विकार पैदा करता है। हमारा आहार-विहार जब अप्राकृतिक हो जाएगा तो सारे विकार पैदा हो जाएँगे। हम आगे इसकी चर्चा करेंगे कि कहाँ-कहाँ और कैसे-कैसे अपने प्राकृतिक जीवन को हम अप्राकृतिक बना लेते हैं और चाहे-अनचाहे अपने में विकार पैदा कर लेते हैं।

जीव जगत् में हँसने का अधिकार केवल मनुष्य को मिला है। अगर मनुष्य होकर कोई नहीं हँसता तो वह मनुष्य नहीं है। महान् लोग बिना हँसी एवं विनोद के रह ही नहीं सकते। महात्मा गांधी तनाव के क्षणों में मजाक करने से नहीं चूकते थे। उनका तो कहना था कि 'अगर मैं हँसना नहीं जानता तो कब का पागल हो जाता। मुसकराने से काम नहीं चलेगा, खूब जोरों से हँसें, ठहाके लगाएँ, स्वयं हँसें और दूसरों को हँसाएँ। हँसना तो निरोग रहने का अचूक नुस्खा है। यह मुफ्त की दवा है। मनोरोगों के लिए ठहाके रामबाण के समान काम करते हैं। आप समय दें हँसने में, यह प्राण का संगीत है।

विज्ञान की नित नई उपलब्धियों ने दो पीढ़ियों के मानसिक धरातल को इतना प्रभावित किया है कि दो पीढ़ियाँ साथ रहने में तनावग्रस्त हो जा रही हैं। इस

तनाव का मुख्य कारण है कि दोनों पीढ़ियाँ अपने को सही एवं दूसरे को गलत समझती हैं। यह तनाव एवं चिंता परिवार में अशांति एवं बीमारी का कारण बनती है। इस प्रकार की चिंताओं से मुक्त होने का उपाय क्या है? जो होता है, उसे होने दीजिए। आपके तनाव, चिंता एवं अशांति से आपकी समस्याएँ सुलझनेवाली नहीं हैं। ज्यादातर पारिवारिक समस्याएँ समय पाकर अपने आप दूर हो जाती हैं। केवल चिंतन के धरातल को थोड़ा बदलने की आवश्यकता है कि दूसरे पक्ष को हमसे शिकायत है तो अवश्य हमारे में कमी होगी। प्रत्येक व्यक्ति जब इस प्रकार सोचने लगेगा तो तनाव एवं चिंता में कमी आएगी। जब तक दूसरे को गलत एवं अपने को सही मानते रहेंगे, आपकी समस्या का निदान नहीं होगा। आप हर हालत में अपने को तनाव, चिंता एवं अशांति से बचाएँ तो ही आप निरोगी रह पाएँगे।

निरोग रहने एवं प्राकृतिक जीवन जीने का नुस्खा है—अपने आहार को ही अपनी औषधि बनाकर लें। जैसे औषधि की मात्रा निश्चित होती है, वैसे आहार की मात्रा भी निश्चित कर लें। जैसे औषधि समय से लेते हैं, वैसे ही आहार भी समय से लें। जैसे रोग दूर हो जाने पर औषधि छोड़ देते हैं, वैसे ही मौसमों के अनुकूल आहार ग्रहण करें। प्रकृति ने जो भी आहार जिस मौसम में पैदा किया है, वह अपने आप प्रकृति में संतुलन पैदा करता है। मौसम के विपरीत भोजन ही असंतुलन पैदा करेगा और वह रोग का कारण होगा। इसमें सबसे महत्त्वपूर्ण बात यह है कि औषधि का सेवन स्वाद की दृष्टि से नहीं किया जाता, केवल गुणवत्ता को ध्यान में रखकर ही किया जाता है। उसी प्रकार केवल स्वाद के लिए आहार ग्रहण करना हमें रोगी बना देगा। अगर आहार को समय से लें, मात्रा निश्चित रखें, मौसम के अनुकूल ग्रहण करें और स्वाद से बचें तो हमें निरोगी रहने से कोई रोक नहीं पाएगा।

शरीर पाकर हमने शरीर का सुख नहीं लिया और शरीर को बोझ की तरह ढोया तो हमसे बढ़कर अभागा कौन होगा? हमारे सुख-दु:ख का कारण दूसरा कोई नहीं, हम स्वयं हैं। ध्यान रखें, आपका अच्छा स्वास्थ्य भी कृपासाध्य नहीं, क्रिया-साध्य है। अपने बुरे स्वास्थ्य के लिए अपने भाग्य को मत कोसिए, अपने प्रयास एवं प्रयत्नों की कमी मानिए। जिस क्षण आप अपने प्रयास एवं प्रयत्नों पर भरोसा करने लग जाएँगे और अपनी दिनचर्या को नियमित कर लेंगे, किसकी ताकत है जो आपको रोगी रख सकेगा। निरोग रहने के लिए अपनी दिनचर्या नियमित रखें। रात में दस बजे तक सो जाएँ और प्रात: पाँच बजे तक यानी सूर्योदय से पहले उठ जाएँ। प्रात: भ्रमण नियमित करें। पेट साफ रखने के लिए पपीता और बेल अत्यधिक फायदेमंद हैं। आँवले का सेवन भी स्नायु-दौर्बल्य दूर करता है। हरी सब्जियों और

सलाद का सेवन भी लाभप्रद है। रोटी, चावल, दाल आदि का सेवन करें। मिर्च-मसाला, मांस-मछली आदि से परहेज करें। पानी पीने का अभ्यास नियमित रखें, क्योंकि जल ही जीवन है। प्रात:काल उठने पर एवं रात्रि में निद्रा के लिए जाते समय थोड़ी देर के लिए ईश्वर का ध्यान कर लें। भोजन के विज्ञान की जानकारी होनी चाहिए कि क्या भोजन करना चाहिए, कब करना चाहिए, कैसे करना चाहिए और कितना करना चाहिए? तली हुई चीजों का सेवन न करें। तनाव एवं चिंता में जीना बंद करें। भूख से आधा भोजन आपको अधिक स्वस्थ और प्रसन्न रखेगा। हीन भावना, डर, चिंता, उतावलापन, उदासी एवं चिड़चिड़ेपन से दूर रहें। भोग-विलास पर नियंत्रण रखें। पेट में भारीपन होने पर उपवास अवश्य रखें। द्वेष, ईर्ष्या, क्रोध से दूर रहें। जीवन जीने के लिए है, ढोने के लिए नहीं। दिनचर्या के पालन में थोड़ी सी असावधानी बड़ी बीमारी का कारण बन जाती है। जीवन की सारी क्रिया नपी-तुली होनी चाहिए। आवश्यकता से अधिक औषधि का सेवन भी हानिप्रद है। यह निर्विवाद है कि पहला सुख निरोगी काया एवं पहला दु:ख रोगी काया है।

□

4

आजीवन निरोग रहने की कला

सूर्योदय से पहले यथाशीघ्र उठें, यथासंभव एकाग्रता से ईश्वर का ध्यान करें, कम-से-कम 3-4 गिलास पानी पिएँ, शौच-निवृत्ति, ब्रश-मंजन-दातून आदि करके मुख-शुद्धि मालिश अँगूठा एवं तर्जनी अँगुली से मसूड़ों को थोड़ा दबाकर करें। इससे पायरिया समाप्त होगा एवं दाँतों का हिलना रुकेगा, पिसी हुई फिटकरी सरसों के दाने के बराबर लेकर दाँतों में लगा लें, ताकि दाँतों में पानी लगने या अन्य बीमारियों से छुटकारा मिले। आँखों में ठंडे जल का कम-से-कम 10-10 बार छींटा दें, नाक भी छिड़ककर साफ कर लें।

प्रात:काल खुले मैदान में तेज गति से कम-से-कम 3 से 5 किलोमीटर भ्रमण के उपरांत सभी जोड़ों को घुमाना एवं उनकी कसरत करनी चाहिए, ताकि आगे चलकर जोड़ों का दर्द तकलीफ न दे। थोड़ा प्राणायाम भी फेफड़ों की मजबूती के लिए आवश्यक है। 24 घंटों में एक घंटा भ्रमण-कसरत एवं प्राणायाम में दीजिए, बाकी के 23 घंटे शरीर आपका पूरा साथ देगा, शरीर निरोगी रहेगा।

आँखों को भी घुमा लिया करें, ताकि नेत्र-दोष से बचे रहें।

स्नान यथासाध्य ठंडे या कुनकुने पानी से करें। स्नान के समय बदन को हाथों से रगड़ें।

सुबह के नाश्ते में ताजा मौसमी फलों का सेवन करें। पेट साफ रखने के लिए प्रतिदिन पपीता-बेल का सेवन जरूर करें। बेल का गूदा या शरबत दोनों लाभकारी हैं। फलों के सेवन के उपरांत अगर अन्न ग्रहण करना चाहें तो बिना तली ब्रेड-खाँखरा आदि का सेवन एक या दो पीस कर सकते हैं। मौसमी फलों का रस, सब्जियों का सूप, कच्ची सलाद भी सेवन करें। चाय व दूध का सेवन यथासमय ही

करें। विचारवान् पाठक भोजन-विज्ञान को भलीभाँति समझ लें—

क्या भोजन करना चाहिए?

कब करना चाहिए?

कैसे करना चाहिए?

कितना करना चाहिए?

जो भोजन में संयम-नियम न निभा सकेगा, वह इंद्रियों का संयम कैसे कर सकेगा? जो संयमी नहीं होगा, वह अवश्य ही आलसी-विलासी, भोगी-रोगी बनेगा। सभी प्रकार के रोग भोजन के असंयम से उत्पन्न होते हैं। जवानी को दीर्घकाल तक सुरक्षित रखने के लिए भोजन, स्वास्थ्य एवं दीर्घायु के सिद्धांतों का ज्ञान प्राप्त कर नियमित दिनचर्या बनानी आवश्यक है।

दोपहर का हलका भोजन

चावल, दाल, रोटी, हरी सब्जी लें। चटनी आदि के साथ मिर्च-मसाला व अचार का सेवन कम-से-कम करें।

सायं चार-पाँच बजे के लगभग फल या दो बिस्कुट चाय के साथ सेवन कर सकते हैं। चाय में दूध की मात्रा अधिकाधिक रहना उत्तम है।

रात्रि का भोजन

दो या तीन रोटियाँ हरी सब्जी के साथ लें। भोजन और शयन के बीच दो घंटे का अंतर होना चाहिए। भोजन के उपरांत थोड़ा टहल लें। भोजन के साथ पानी पीना वर्जित है। भोजन के एक घंटे पश्चात् पानी पीना चाहिए।

24 घंटे में अधिक-से-अधिक पानी पीना चाहिए—कम-से-कम 8 गिलास। भोजन खूब चबाकर करना चाहिए, ताकि दाँतों का काम आँतों को न करना पड़े।

रात्रि को दाँत-नाक साफ करके एवं पानी पीकर सोएँ और ईश्वर का ध्यान करें। दस बजे तक सो जाना चाहिए। सख्त पलंग या चौकी पर सोना अधिक लाभप्रद है।

सारी बीमारियों का मुख्य कारण है पेट का साफ न रहना। अतः एनिमा, मिट्टी की पट्टी एवं फलों का सेवन आदि आवश्यक है।

निरोग शरीर के लिए मन का संतुलित रहना आवश्यक है। किसी का भी दोष-दर्शन बंद कर दें तो मन को विश्राम मिलेगा। केवल गुणों का दर्शन एवं चर्चा स्वास्थ्यवर्द्धक होगी।

चाय, कॉफी, शीतल पेय आदि का उपयोग यथासंभव कम करें। मन में दृढ़

संकल्प करें कि कोई भी ऐसी चीज सेवन नहीं करेंगे, जो शरीर के अनुकूल नहीं है।

बीड़ी, सिगरेट, पान, पान मसाला, सुँघनी, जर्दा, खैनी आदि सर्वथा त्याज्य हैं। अंडा व मांस सर्वथा त्याज्य हैं।

बालों को रँगना तथा सौंदर्य प्रसाधन सामग्रियों का उपयोग वर्जित है। प्राकृतिक सौंदर्य ही असली सौंदर्य है।

मैदे से बनी सामग्री त्याज्य हैं। बासी एवं अधिक तली भोजन सामग्री त्याज्य है।

तनाव-रहित जीवन व्यतीत करें। अगर तनाव दूर न हो तो योग्य व्यक्तियों से सलाह लें।

मनुष्य काम की अधिकता से नहीं बल्कि अनियमितता से थकता है।

औषधि का उपयोग केवल योग्य चिकित्सक के परामर्श से आवश्यकता होने पर ही करें।

बिना भूख के न खाएँ। बार-बार खाने से परहेज रखें। भूख से आधा भोजन आपको अधिक स्वस्थ एवं प्रसन्न रखेगा।

हीन भावना, डर, चिंता, उतावलेपन, उदासी, चिड़चिड़ेपन आदि से दूर रहें।

स्वयं भी प्रसन्न रहें, औरों को भी प्रसन्न रखें।

भोग-विलास पर नियंत्रण रखें। द्वेष-ईर्ष्या-क्रोध से दूर रहें।

पेट में भारीपन होने पर उपवास रखें।

सूर्योदय के बाद सोने से तेज, बल, आयु एवं लक्ष्मी नष्ट हो जाती है।

स्वाद तो भूख में है, खाद्य पदार्थ में नहीं। अतः सुपाच्य व स्वास्थ्यकर भोजन ही करें। हम भोजन सुखमय जीवन जीने के लिए करते हैं।

प्रत्येक व्यक्ति अपनी प्रवृत्ति एवं शारीरिक अवस्था के अनुसार अपनी दिनचर्या बना ले। दिनचर्या के पालन में थोड़ी सी असावधानी बड़ी बीमारी का कारण बन सकती है।

सात्त्विक भोजन जैसे—दूध, दही, घी, मक्खन, मेवा, रोटी-दाल आदि का भी सेवन आवश्यकता के अनुरूप ही करें। अधिक सेवन भी नुकसानदेह हो जाएगा।

जीवन की सारी क्रियां नपी-तुली होनी चाहिए। औषधि की अधिक मात्रा भी नुकसान करती है।

इन सुझावों को जीवन में अपनाएँ, बीमारी एवं बुढ़ापा दूर भगाएँ।

□

5

पूर्ण स्वस्थ रहने के लिए भोजन, भजन एवं भ्रमण की साधना आवश्यक

मनुष्य जब तक तन एवं मन से स्वस्थ नहीं रहेगा, पूर्णरूपेण स्वस्थ नहीं माना जाएगा। आज तक किसी चिकित्सा-पद्धति में स्वास्थ्य की परिभाषा नहीं दी गई। निरोगी काया को ही 'स्वस्थ काया' बताया गया। मगर सच्चाई यह है कि जब तक तन एवं मन दोनों शुद्ध एवं निरोग नहीं रहेंगे, आदमी निरोगी नहीं माना जाएगा। तन का रोगी हो व मन का निरोगी हो, तब भी रोगी एवं मन का रोगी हो व तन का निरोगी हो, तब भी रोगी। अब प्रश्न है कि तन-मन को स्वस्थ कैसे रखें? भोजन तन को पुष्टि प्रदान करता है, भजन मन को शुद्ध रखता है एवं भ्रमण (प्रातः घूमना) तन-मन दोनों को स्वस्थ रखता है। इन तीनों यानी भोजन, भजन एवं भ्रमण की साधना निस्संदेह हमें स्वस्थ रखेगी। हम बारी-बारी से इन तीनों की साधना का प्रकार एवं तरीका समझ लें तो स्वस्थ रहने में आसानी होगी। मगर एक बात जरूर ध्यान में रख लें कि जानने का महत्त्व नहीं, करने का महत्त्व है। जाननेवाले बहुत मिलेंगे, लेकिन करनेवालों का अभाव है। अतः जानकर अपने जीवन में उन सूत्रों को जब तक अपनाएँगे नहीं, लाभ नहीं मिलेगा। भोजन का सूत्र है—

कब खाएँ?
कितना खाएँ?
कैसे खाएँ?
क्या खाएँ?

आदमी की निश्चित दिनचर्या होनी चाहिए और उसी दिनचर्या का पालन

होना चाहिए। अपनी सुविधानुसार खाने की दिनचर्या का पालन करना श्रेयस्कर होगा। ब्राह्ममुहूर्त में उठकर 3-4 गिलास जल का सेवन करें। जल ही जीवन है खयाल रखें। हम किसी के सुंदर स्वरूप को देखकर कहते हैं कि चेहरे पर बड़ा पानी है, यह नहीं कहते कि चेहरे पर बड़ा दूध है या मक्खन है या घी है। किसी का उतरा हुआ चेहरा देखकर कहते हैं कि पानी उतर गया। अत: निर्विवाद है कि जल ही जीवन है। शौच के उपरांत प्रात: 3 से 5 किलोमीटर भ्रमण करें। भ्रमण का तरीका एवं समय की चर्चा आगे करेंगे। प्रात: भ्रमण के उपरांत फल या फलों के रस का सेवन करें। सबसे बड़ी बात है कि पेट को हमेशा साफ रखें। पेट बहुत बड़ी समस्या है—पहले इसे भरने की एवं भरने के उपरांत खाली करने की। जरा भी कब्ज हो जाती है तो बेचैनी महसूस होने लगती है। अत: पेट हमेशा समस्यामुक्त रखें, पहले श्रम से नियमपूर्वक भरने के लिए एवं शौच के द्वारा खाली करने के लिए। स्नान के उपरांत चाय या दूध के साथ हलका नाश्ता—ब्रेड, कॉर्नफ्लेक आदि लें। भोजन में गरिष्ठ चीजों का सेवन वर्जित है, जैसे—तली कचौड़ी, पकौड़ी आदि। भोजन में चोकर-युक्त आटे की रोटी सुपाच्य होगी। भोजन के उपरांत शाम को हलका बिस्कुट या जलपान के साथ चाय तथा रात्रि में भी हलका भोजन और दूध ले सकते हैं। भोजन हमेशा अपनी खुराक से आधा पेट खाना चाहिए, ताकि शरीर में हमेशा हलकापन महसूस हो तथा शरीर का वजन भी बढ़ने न पाए। खाना पूरी तरह चबाकर धीरे-धीरे खाना चाहिए। भोजन के एक घंटे पहले, भोजन के समय तथा भोजन के एक घंटे बाद तक पानी नहीं पीना चाहिए। इससे भोजन पचेगा तथा भोजन का पूरा रस बनेगा। भोजन के बाद थोड़ा टहल लेना चाहिए। रात्रि में भोजन के समय एवं सोने के समय में दो घंटे का अंतर उचित रहेगा।

भोजन के विज्ञान का पहला सूत्र है—'कब खाएँ'? एक भोजन से दूसरे भोजन के बीच कम-से-कम 3-4 घंटे का अंतर होना चाहिए। यह नहीं कि दिन भर खाते-चबाते रहें या जो चीज जिस समय चाहें सेवन कर लिया।

दूसरा सूत्र है—'कितना खाएँ'? यानी अपनी भूख से आधा खाएँ। प्रत्येक मनुष्य अपनी आवश्यकता से अधिक खाता है। अत: अपच तथा अन्य बीमारियों से ग्रस्त होता है। आधा खाने पर हमेशा हलकापन महसूस होगा और व्यक्ति प्रसन्नचित्त रहेगा।

तीसरा सूत्र है—'कैसे खाएँ'? यानी चबाकर खाएँ। चबाकर नहीं खाने के कारण दाँतों का काम आँतों को करना पड़ता है, जो उचित नहीं है। चबाकर खाने से भोजन का रस बनेगा तथा शरीर हमेशा ऊर्जावान् रहेगा। निरंतर कार्य करने की

प्रवृत्ति रहेगी, आलस्य की अनुभूति नहीं होगी।

चौथा सूत्र है—'क्या खाएँ'? यानी तली चीजें तथा मिर्च-मसालों का उपयोग कम-से-कम करना उचित है। मदिरापान, बासी भोजन, गरिष्ठ भोजन, अभक्ष्य (मांस-मछली आदि) का सेवन बंद कर दें। प्रकृति-प्रदत्त चीजों जैसे चावल-दाल, रोटी-सब्जी, फल आदि का सेवन यथोचित मात्रा में करें।

भोजन का विज्ञान समझ लेने के उपरांत 'भजन' का सिद्धांत भी समझने लायक है। भजन का तात्पर्य है—मन को शुद्ध एवं स्थिर रखना। भजन जिस व्यक्ति का सध जाएगा उसके मन में कलुषित विचार आएँगे ही नहीं। वह न किसी की निंदा करेगा और न किसी की निंदा सुनेगा। दोष-दर्शन से एवं अपने गुणों के प्रदर्शन से दूर रहेगा। प्रायः यह देखा जाता है कि व्यक्ति या तो दूसरे की निंदा करेंगे या अपने गुणों का प्रदर्शन करेंगे। इन दोनों से ही बचना आवश्यक है। भजन की साधना में भी नियमित साधना होनी चाहिए। महात्मा गांधी इतने व्यस्त रहते हुए भी नियमित प्रार्थना करते थे। भजन जिसका सध जाएगा, उसके मन की चंचलता कम होगी, विचारों में स्थिरता आएगी और दोष-दर्शन की प्रवृत्ति समाप्त होगी। यह निश्चित है कि मन जितना निर्मल रहेगा व्यक्ति उतना ही स्वस्थ रहेगा।

तीसरा सूत्र 'भ्रमण' भी बड़ा उपयोगी है। भ्रमण का अर्थ है—प्रातः एवं सायंकाल खुली हवा में हरियाली की जगह घूमना। घूमना तेज गति से होना चाहिए, यानी इतना तेज कि उससे तेज चलने के लिए दौड़ना पड़े। तेज चलने से श्वास का तीव्र संचालन फेफड़े को मजबूती प्रदान करेगा तथा रक्तवाही धमनियों में अगर कोलेस्ट्रॉल की मात्रा जमी होगी तो तीव्र गति से रक्त-संचार होने के कारण वह कोलेस्ट्रॉल को भी खुरचकर निकाल बाहर करेगा। जब फेफड़ा मजबूत रहेगा तथा धमनियों में कोलेस्ट्रॉल नहीं रहेगा तो फेफड़े की बीमारी या हार्ट अटैक होने का प्रश्न ही नहीं उठता और बाईपास सर्जरी से भी बचा जा सकता है। भ्रमण के उपरांत किसी खुली जगह में फ्री हैंड एक्सरसाइज कर लेना उपयोगी होगा, जिससे सारे जोड़ (जॉइंट्स) हमेशा फ्री रहेंगे। प्रायः उम्र बढ़ने के साथ जोड़ों का दर्द परेशान करता है। अगर जोड़ों की फ्री हैंड एक्सरसाइज करके प्रत्येक जोड़ को घुमा लिया जाए तो इनके दर्द से बचा जा सकता है। नही तो पचास-साठ की उम्र के बाद कोई गले में फंदा डालेगा। स्पोंडिलाइटिस की बीमारी के कारण या घुटने मोड़ कर चलने में परेशानी का अनुभव करेगा। वह चाहे तो शरीर के प्रत्येक जोड़ का संचालन केवल 4-5 मिनट में कर सकता है और जोड़ों की इन बीमारियों से दूर रह सकता है। 24 घंटे में आप शरीर को 1 घंटा भ्रमण के लिए दें तो यह 23 घंटे आपको काम

लायक रखेगा। भ्रमण एक ऐसी प्रक्रिया है, जिसे आप कहीं भी रहकर अपना सकते हैं। भ्रमण हमेशा कपड़े के जूते पहनकर करना चाहिए, ताकि गति आए।

मैंने जिन सिद्धांतों का पूर्व में वर्णन किया है, उन्हें अपने जीवन में उतारकर लाभ लिया है। अत: इन सिद्धांतों में अतिशयोक्ति नहीं है। ये सारे-के-सारे अनुभूत प्रयोग हैं। आप भी प्रयोग करके देखें, निश्चित लाभ मिलेगा। ईश्वर ने हमें स्वस्थ शरीर साधन के रूप में दिया है, लेकिन हम साधना न करें तो दोष हमारा है। हम अकसर अपनी गलत आदतों के सामने अपने को असहाय एवं असमर्थ पाते हैं। असहाय होने का मुख्य कारण 'संकल्प' का अभाव है। हम किसी ऐसी चीज का उपयोग नहीं करेंगे, जो हमारे स्वास्थ्य के अनुकूल न हो। इतनी संकल्प-शक्ति जब आ जाएगी तो किसकी हिम्मत है कि हमें रोगी बना दे? हम अपने को इतना कमजोर समझते हैं कि एक पान या पान मसाला खाने की आदत या सिगरेट पीने की आदत नहीं छोड़ पाते। हम गलत चीजों का गलत ढंग से सेवन करके स्वस्थ रहना चाहेंगे तो यह असंभव होगा। हम अपनी प्रत्येक क्रिया के प्रति जागरूक रहें। अनावश्यक चीजों का प्रयोग नहीं करें एवं आवश्यक चीजों का सेवन भी उचित मात्रा में करें। जीवन में इतना जब सध जाएगा तो शरीर हमेशा स्वस्थ रहेगा तथा मन भी प्रसन्न रहेगा। स्वस्थ रहने के सूत्र प्राय: सभी जानते हैं, लेकिन जानकर अपनानेवालों की संख्या बहुत कम है। अगर बुद्धि जाने, लेकिन मन न माने तो उस जानने का महत्त्व नहीं है। अत: महत्त्वपूर्ण यह है कि बुद्धि जाने एवं मन माने तो लाभ निश्चित है।

□

6

'योग' से अमरत्व-प्राप्ति

साधारण बोलचाल की भाषा में योग का अर्थ है—एक से अधिक संख्या का जोड़। दस में दस का योग किया तो बीस हो गया, यानी दस से बीस की कीमत बढ़ गई।

थोड़ा गहरे अर्थ में लें तो योग माने दो समान भाव की चीजों का मिलन, जो उसे पूर्णता प्रदान करे। पूर्णता प्रदान करने के कारण योग का महत्त्व बढ़ गया। मिलन के पहले दोनों अधूरे थे। उदाहरण से इसे यों समझें कि एक व्यक्ति अंधा है तथा दूसरा लँगड़ा। दोनों ही नहीं चल पा रहे हैं, लेकिन अंधे के कंधे पर लँगड़ा अगर बैठ जाए तो दोनों ही चल पड़ेंगे। कारण, अंधे की टाँग काम करेगी तथा लँगड़े की आँखें। दोनों के मिलन को ही योग कहते हैं। जब तक अंधा व लँगड़ा दोनों अलग-अलग थे, दोनों अधूरे थे। लेकिन दोनों के मिलन ने उन्हें पूर्णता प्रदान कर दी तथा दोनों ही चल पड़े। इसी प्रकार हमें आँख हो, लेकिन अँधेरा हो तो हम नहीं देख सकेंगे तथा प्रकाश हो, लेकिन आँख न हो तो भी नहीं देख सकेंगे। केवल आँख भी अधूरा तथा केवल प्रकाश भी अधूरा। अतः आँख एवं प्रकाश दोनों का मिलन ही हमें देखने लायक बनाते हैं। जो अधूरे को पूर्णता प्रदान करता है, वह योग ही है।

और गहराई में उतरते हैं तो एक प्रकार की शारीरिक क्रिया को हम व्यायाम कहते हैं तथा दूसरे प्रकार की शारीरिक क्रिया को योग कहते हैं। केवल शारीरिक क्रिया व्यायाम है, लेकिन जिस शारीरिक क्रिया में क्रिया के साथ हमारी साँसों का तालमेल रहता है, वह योग हो जाता है। अगर साँसों के साथ क्रिया का तालमेल नहीं होगा तो वह व्यायाम हो जाएगा। अतः योग एवं व्यायाम के अर्थ को अच्छी तरह समझ लेना चाहिए।

हमारे शास्त्रों में भगवान् श्री कृष्ण को योगेश्वर कहते हैं (यत्र योगेश्वरः

कृष्णो यत्र पार्थो धनुर्धरः। तत्र श्रीर्विजयो भूतिर्ध्रुवा नीतिर्मतिर्मम्॥) तथा भगवान् शंकर को योगीश्वर कहते हैं। यों तो हमारे सभी आराध्य चाहे राम हों या कृष्ण अथवा शंकर—सभी पूर्ण ब्रह्म हैं। लेकिन कभी-कभी व्यवहार में लगेगा कि कोई बड़ा-छोटा है, जैसे कृष्ण को सोलहों कलाओं से सुसज्जित पूर्णावतार कहते हैं तो भगवान् राम को बारह कलाओं से सुसज्जित कहते हैं। इससे कृष्ण बड़े एवं राम छोटे हो गए, ऐसा अर्थ कदापि नहीं लगाना चाहिए। ये सभी पूर्ण ब्रह्म एवं पूर्णावतार हैं। इसी प्रकार भगवान् श्री कृष्ण को योगेश्वर कहा तो वे योग के प्रवर्तक हो गए और भगवान् शंकर को योगीश्वर कहा तो वे योगियों में सर्वश्रेष्ठ योगी हो गए। योगी वह जो योग को धारण करे और योगीश्वर वह जो योगियों में सर्वश्रेष्ठ हो। इस प्रकार भगवान् श्री कृष्ण को योगेश्वर होने के कारण बड़ा तथा भगवान् शंकर को योगीश्वर होने के कारण हम छोटा न समझ लें। हमारे यहाँ योगी उसे कहा जाता है, जिसका मन तथा क्रिया एकाकार हो। ऐसा तभी संभव है जब मन को स्थिर रखने की हमारे में सामर्थ्य हो गई हो। अतः पूर्ण योगी वही हो सकता है, जिसका मन पूर्णरूपेण वश में हो गया हो, यानी जो क्रिया हम करें, पूरे मनोयोग से। भगवान् श्री कृष्ण ने जो भी काम किया—चाहे गाय चराने का, चाहे वंशी बजाने का, चाहे रास रचाने का, चाहे मक्खन चुराने का, चाहे युद्धभूमि में उपदेश देने का—सभी काम पूरे मनोयोग से किया। उनकी कोई क्रिया मनोयोग से कम की है ही नहीं। इसीलिए उन्हें योगेश्वर कहा गया है।

मन एवं क्रिया का तालमेल ही व्यक्ति को योगी बना देता है। जब योगी हो जाएगा तो उस व्यक्ति में निष्कपटता, सरलता, सत्यवादिता, समचित्तता, स्थिरता, नम्रता, दृढ़ता, विशाल-हृदयता, उदारता अपने आप आ जाएगी। पूर्ण योगी पूर्ण संतोषी होगा और हमेशा आनंद में प्रतिष्ठित रहेगा। हम योगी में देखते हैं कि उसकी आत्मा अपने परमात्मा में प्रत्येक क्षण स्थित है। यह कैसे संभव है? यह तभी संभव है जब आत्मा से परमात्मा को दूर करनेवाला आवरण हम हटा दें। यह आवरण है क्या? हमारा काम, क्रोध, लोभ, मोह, माया, मत्सर आदि ही हमारे आवरण हैं। इन आवरणों से हम मुक्त हुए कि आत्मा का परमात्मा में मिलन हुआ। जहाँ आत्मा का परमात्मा में मिलन हुआ कि वह व्यक्ति परम शुद्ध-बुद्ध हो गया और उसे ही हम परम योगी कहते हैं।

'योग' शब्द से जुड़े कई शब्द हैं, जैसे—योग, वियोग, संयोग, प्रयोग, उपयोग, सहयोग, उद्योग आदि। इन शब्दों के अर्थ में जाएँगे तो और भी गहरे अर्थ निकलेंगे। योग की व्याख्या तो हमने की, लेकिन गोपियों का वियोग क्या था? गोपियों का अपने प्रेमास्पद से मिलन हो या न हो, लेकिन प्रेमास्पद जहाँ रहे, स्वस्थ

एवं प्रसन्न रहे। गोपियाँ अपने प्रेमास्पद का निरंतर चिंतन करती रहती हैं। प्रेम (पूर्ण योग) में मिलने का महत्त्व नहीं है, लेकिन प्रेमी के स्वस्थ एवं प्रसन्न रहने की कामना है तथा उसकी ओर निरंतर चिंतन होने का महत्त्व है। इस प्रकार गोपियों ने वियोग के महत्त्व को भी बढ़ा दिया और वह प्रेम योग बन गया।

संयोग में अकस्मात् किसी चीज का मिलना या घटना या हो जाना होता है। प्रयोग के बारे में विद्वान् कहते हैं कि 'गीता' योग-शास्त्र है, लेकिन 'रामायण' प्रयोग-शास्त्र है। यानी—योग का प्रयोग ही योग को महत्ता प्रदान करता है। उपयोग यानी किसी चीज को उपयोगी बनाना है। उपयोगी तभी होगा, जब हम उसे धारण करेंगे। औषधि का उपयोग उसके धारण करने में है। सहयोग में किसी को सहयोग देकर मदद करना है। कोई नीचे से बोझा नहीं उठा पा रहा है, लेकिन आपने उसे सहयोग देकर उठवा दिया। कोई बच्चा, वृद्ध या बीमार अगर नहीं चल पा रहा है तो उसे सहारा देकर गंतव्य स्थान तक पहुँचा देना ही सहयोग है। उद्योग में एक विशेष प्रकार का योग निहित है। यानी वस्तु, प्रक्रिया तथा श्रम—ये तीन जब मिलते हैं तो वस्तु को अधिक मूल्यवान् तथा उपयोगी बनाते हैं। खनिज लोहा किसी काम का नहीं, लेकिन उद्योग में खनिज पदार्थ जब श्रम के द्वारा प्रक्रिया से गुजरता है तो हमें लोहा मिल जाता है। यह लोहा उपयोग भी होता है तथा मूल्यवान् भी। अतः उद्योग उसे कहते हैं, जो अनुपयोगी को उपयोगी तथा मूल्यवान् बनावे। उद्योग के इसी गुण के कारण उद्योग का इतना महत्त्व है। आज जो भी देश—चाहे अमेरिका हो या जापान, जर्मनी हो या इंग्लैंड—अगर संपन्न हैं तो केवल अपने उद्योग के कारण। हमारा देश अगर विपन्न है तो केवल इस कारण कि हमने उद्योगों का जाल नहीं बिछाया। अतः उद्योगों का विस्तार एवं स्वस्थ संचालन ही हमें गरीबी एवं बेरोजगारी से छुटकारा दिलाएगा।

'गीता' में अठारह अध्याय हैं तथा सभी अध्याय योग हैं। प्रत्येक अध्याय का विवेचन करने पर योग का अर्थ और भी स्पष्ट हो जाएगा। योगी कर्म में तो निरंतर लगा रहता है, लेकिन परमेश्वर के आश्रित होकर अनासक्त भाव से कर्म करने के कारण वह फलाफल से निर्लिप्त रहता है। यही निष्कर्म योग है। वह निरंतर कर्म करते हुए भी कर्म-बंधन से मुक्त है।

महर्षि पतंजलि ने योग की व्याख्या में कहा कि चित्त की वृत्तियों का निरोध ही योग है। चंचल मन को शांत करना ही चित्त की वृत्तियों का निरोध यानी नियंत्रण में करना है। इसकी चर्चा पहले हो चुकी है। अतः इसके पुनः विस्तार में जाने की आवश्यकता नहीं है।

कठोर श्रम से योग सिद्ध होता है तथा पवित्रता आती है। योगी को आत्मज्ञान

के लिए प्रयास नहीं करना है। आत्मज्ञान स्वयं अंदर से प्रकट होगा।

योग हमारे देश की प्राचीनतम कला है, जिससे मनुष्य का भौतिक और तात्त्विक विकास संभव है। यह मानव द्वारा संगृहीत सबसे मूल्यवान् खजाना है। मनुष्य तीन वस्तुओं से बना है—शरीर, मन और आत्मा। शरीर से शारीरिक, मन से मानसिक तथा आत्मा से आध्यात्मिक : इन तीन अवस्थाओं का संतुलन ही योग है। योग एक ऐसा रास्ता है जो मनुष्य को स्वयं को पहचानने में मदद करता है, मानव शरीर को स्वस्थ और नीरोग बनाता है, मनुष्य को बाहरी तनावों एवं शारीरिक विकारों से मुक्ति दिलाता है। मनुष्य अपने संकुचित एवं निम्न विचारों से छुटकारा पाता है। योग का शाब्दिक अर्थ है 'मिलन'—शुद्ध चेतना और मानव में निहित व्यक्तिगत आवृत्त चेतना का मिलन।

परमात्मा में संयुक्त होना ही योग है। जिन साधनों से संभव है, उन सभी साधनों को भी आदरपूर्वक 'योग' ही कहा जाता है। बिना सम्यक् बोध और तदनुसार आचरण से वह संभव नहीं है। 'श्रीमद्भगवद्गीता' के अठारह अध्यायों में इसी का उपदेश किया गया है और जिन ज्ञान के साधनों का वर्णन जिन अध्यायों में विशेष रूप से किया गया है उन अध्यायों का नाम भी तदनुसार ही दे दिया गया है—

1. प्रथम अध्याय में अर्जुन को रणक्षेत्र में स्वजन वर्ग के विनाश की आशंका से मोहजनित विषाद का वर्णन किया गया है। यह विषाद भी श्रेय की जिज्ञासा उत्पन्न कराने में सहायक होता है। इसी से इसका नाम 'अर्जुन विषादयोग' है।
2. दूसरे अध्याय में प्रथम आत्म-तत्त्व का दिग्दर्शन विस्तार से कराकर स्वधर्म और कर्मयोग का स्वरूप समझाया गया है। अंत में स्थितप्रज्ञ का लक्षण भी बताया है। इस प्रकार विशेष से आत्मतत्त्व और आत्मनिष्ठा का वर्णन होने से इस अध्याय को 'सांख्ययोग' (ज्ञानयोग) कहा गया है।
3. तीसरे अध्याय में कर्मों को करना अनिवार्य बताकर विहित और अविहित कर्मों का पृथक्-पृथक् निरूपण करते हुए शुभ कार्यों में बाधक कामना को मार डालने का उपदेश किया गया है। इससे इसका नाम 'कर्मयोग' रखा गया है।
4. चौथे अध्याय में भगवान् ने अपने अवतार ग्रहण करने का रहस्य और तत्त्व का सम्यक् वर्णन किया है। साथ ही कर्मयोग और संन्यास की अवस्था का भी दिग्दर्शन कराया है, जिससे परमात्म तत्त्व का सही ज्ञान

उत्पन्न हो सके। इस हेतु इस अध्याय का नाम 'ज्ञानकर्म-संन्यासयोग' उचित है।

5. पाँचवें अध्याय में ज्ञानयोग और कर्मयोग की निष्ठाओं का वर्णन विशद रूप से किया गया है। ज्ञान को सांख्य और संन्यास के नाम से भी जाना जाता है। इसी कारण इस अध्याय का नाम 'कर्म-संन्यासयोग' है।
6. छठे अध्याय में ज्ञानयोग और कर्मयोग में परनिष्ठा प्राप्त करने का साधन आत्मनियंत्रणपूर्वक ध्यान में लीन हो जाना है। इन्हीं सब विषयों को विस्तार से समझाया गया है। इससे इसे 'आत्मसंयमयोग' कहा गया है।
7. सातवें अध्याय में परमात्मा के निर्गुण निराकार, सगुण निराकार तथा सगुण साकार स्वरूप का विशद वर्णन है, जिससे भगवान् को समग्र रूप से जाना जा सके, यह ज्ञान है। उनकी अपनी ही प्रकृति के गुणों और कार्यों के स्वरूप के साथ जो वर्णन है, यह विज्ञान है। इस भाँति 'ज्ञान और विज्ञान' के साथ उनके अधिकारों और साधनों का वर्णन होने से यह 'ज्ञान-विज्ञानयोग' है।
8. आठवें अध्याय में भगवान् के सगुण और निर्गुण स्वरूप का, उनके वाचक 'ॐ' इस अक्षर ब्रह्म का वर्णन है। लोगों की विविध गति और ब्रह्म से संयोग प्राप्त करने के सहज साधन पर भी प्रकाश डाला गया है। इससे इस अध्याय का नाम 'अक्षरब्रह्मयोग' रखा गया है।
9. नौवें अध्याय में श्री भगवान् ने अपनी महिमा के सहित अपने भक्तों के प्रति अपनी अपार दया का वर्णन करके उनके उद्धार का मार्ग प्रशस्त कर दिया है। यह अति रहस्यमय है तथा सभी विधाओं से श्रेष्ठ है। इससे इस अध्याय को 'राजविद्या राजगुह्ययोग' कहा गया है।
10. दसवें अध्याय में भगवान् ने अपनी विभूतियों का ही संक्षेप में वर्णन किया है, जिससे अनेक रूपों में परमात्मा ध्यानगम्य हो सकें। इससे इस अध्याय का नाम 'विभूतियोग' रखा गया है।
11. ग्यारहवें अध्याय में भगवान् ने अर्जुन की प्रार्थना करने पर उन्हें अपने विश्व रूप का दर्शन कराया है। इस विशेष रूप-दर्शन के साथ उनके ही स्तवन का विशेष प्रकरण होने से इसको 'विश्वरूप दर्शनयोग' कहा गया है।
12. बारहवें अध्याय में विशेष रूप से भगवद्‌भक्ति और उसके साधन का वर्णन है तथा भगवान् को प्रिय उनके भक्तों का लक्षण कहा गया है।

इससे इस अध्याय को 'भक्तियोग' कहा गया है।

13. तेरहवें अध्याय में क्षेत्र (शरीर) और क्षेत्रज्ञ (आत्मा) दोनों का पृथक् स्वरूप समझाकर यह निर्णय किया गया है कि ये दोनों विलक्षण तत्त्व हैं। अज्ञान से ही इनकी एकता प्रतीत हो रही है। क्षेत्र क्षणिक, नाशवान् और क्षेत्रज्ञ शाश्वत अविनाशी है। इसी से इसे 'क्षेत्र क्षेत्रज्ञ विभागयोग' नाम दिया गया है।
14. चौदहवें अध्याय में सत्त्व, रज, तम इन तीनों प्रकृति के गुणों का कार्य, प्रभाव और परिणाम (गति) के साथ वर्णन करके इन्हें बंधनकारक बताया गया है और इनसे मुक्त होने का भी साधन बताया गया है। इसी से इसको 'गुण-त्रय विभागयोग' नाम दिया गया है।
15. इस अध्याय में क्षर (प्रकृति), पुरुष (जीवात्मा) और पुरुषोत्तम (परमात्मा) का स्वरूप भलीभाँति समझाया गया है। परमात्मा को सर्वश्रेष्ठ मानकर उसकी उपासना का महत्त्व प्रतिपादित किया गया है। इसी से इसको 'पुरुषोत्तमयोग' का नाम दिया गया है।
16. सोलहवें अध्याय में देव सुलभ और असुर सुलभ स्वभाव का वर्णन विभागपूर्वक करके समझाया गया है, जिससे असुर स्वभाव का त्याग करके देव स्वभाव ग्रहण करने से परमात्मा के प्रति प्राणी की श्रद्धा उपजती है। इसी से इसका नाम 'दैवासुरसंपद्विभागयोग' रखा गया है।
17. सत्रहवें अध्याय में सात्त्विक, राजसिक और तामसिक तीन प्रकार की श्रद्धा बताकर पुरुष को उसी के अनुरूप होना बताया गया है तथा पूजा, यज्ञ, तप आदि कार्यों में सात्त्विक श्रद्धायुक्त होने का भाव दरशाया गया है। इसी से इसको 'श्रद्धात्रयविभागयोग' नाम दिया गया है।
18. अठारहवें अध्याय में संसार के जन्म-मरणादि बंधनों से छूटकर परमानंद परमात्मा को प्राप्त करने को मोक्ष नाम देकर उसके साधनभूत अंगों को 'संन्यास' नाम दिया गया है और कर्मयोग की सम्यक् व्याख्या करके उसे 'त्याग' कहा गया है। इस भाँति मोक्ष-स्वरूप परमात्मा में सभी कर्मों का त्याग करने का उपदेश देकर 'गीता' का उपसंहार किया गया है। इसी से इसे 'मोक्ष-संन्यास योग' नाम दिया गया है।

इस भाँति सभी अठारह अध्यायों में परमात्मा से योग प्राप्त करने का सम्यक् मार्ग विविध साधनों से समझाया गया है। इसीलिए 'श्रीमद्भगवद्गीता' को 'योगशास्त्र' के नाम से विभूषित किया गया है।

□

आप चाहें तो बीमार नहीं पड़ सकते

मेरे अच्छे स्वास्थ्य को देखकर किसी ने कहा कि आप पर भगवान् की बड़ी कृपा है। मैंने उससे पूछा कि मेरे पर भगवान् की ऐसी कौन सी कृपा है, जो आप पर या किसी अन्य पर नहीं है? क्या आपको भगवान् सूर्य का प्रकाश कम मिलता है? क्या माँ गंगा आपको अपनी धारा में नहाने से मना करती हैं? क्या धरती माता आपको कोई कष्ट देती हैं? क्या वायु देवता से आपको कोई तकलीफ है? इस प्रकार, जब मैंने पूछा तो पुन: उन्होंने कहा कि आप बड़े भाग्यशाली हैं। मैंने कहा कि भाग्य क्या है और उसका निर्माण कैसे होता है? मैंने कहा कि हमने कर्म किया, जिसका फल अभी तक नहीं मिला और आज मिल रहा है तो वह हमारे लिए भाग्य बनकर आएगा। तो भाग्य की परिभाषा हुई कि आज का भाग्य पूर्व में किए हुए कर्म का ही प्रतिफल है। मनुष्य की प्राय: यह कमजोरी है कि किसी भी क्षेत्र की दूसरे की उपलब्धि को भगवान् की कृपा या भाग्य से जोड़कर अपने को संतुष्ट कर लेता है। उस उपलब्धि के पीछे उसके कर्म, त्याग, तपस्या, बलिदान, अभ्यास, वैराग्य की अनदेखी कर देगा। वह यह जानने की चेष्टा नहीं करता कि उपलब्धि कृपासाध्य नहीं, क्रियासाध्य है।

मनुष्य दो कारण से बीमार पड़ता है—एक अपनी गलती से, दूसरा अज्ञात कारणों से। अपनी गलती से बीमार पड़नेवालों की संख्या 99 प्रतिशत है, जब कि केवल 1 प्रतिशत व्यक्ति ही ऐसे हैं जो अज्ञात कारणों से बीमार होते हैं। डॉक्टर मना करते हैं कि तुम्हारे लिए पान, पान मसाला, जर्दा, खैनी, शराब आदि हानिकर हैं। इनका सेवन बंद करो। भोजन में भी परहेज बताएँगे। लेकिन मरीज कहेगा कि डॉक्टर साहब, दवा ऐसी दीजिए कि सभी चीजों का सेवन भी करता रहूँ और रोग

भी दूर हो जाए। चूँकि संसार में ऐसी कोई व्यवस्था नहीं है, अत: ऐसे व्यक्ति का निरोग होने का प्रश्न ही नहीं है। वह जिंदगी भर दवा के बल पर जीवन को ढोएगा, जिंदगी जीने का आनंद नहीं ले पाएगा। कुछ कर गुजरने की तमन्ना उसकी कभी पूरी नहीं होगी। मैंने अच्छे-अच्छे डॉक्टर-वैद्यों को देखा है। वे स्वयं मरीज हैं और घरवालों के मना करने पर भी शराब या पान जैसी छोटी-छोटी आदतों से अपने को नहीं बचा सके। तो ऐसे व्यक्ति को, चाहे वह डॉक्टर ही क्यों न हो, बीमार रहना ही पड़ेगा। कारण, हम अपनी गलत आदतों के गुलाम हैं। हम क्यों नहीं सोचते कि दूसरा व्यक्ति बिना पान, पान मसाला या शराब के रह सकता है और स्वस्थ है तो हम क्यों नहीं रह सकते? आपकी संकल्प-शक्ति ही आपको गलत आदतों से बचा पाएगी। स्वस्थ रहने के लिए गलत आदतों से बचना आवश्यक है।

दूसरा व्यक्ति, जो अज्ञात कारणों से बीमार होता है, उसका कारण है कहीं का पानी पी लिया या भोजन कर लिया या किसी ऐसे व्यक्ति के संपर्क में आया, जिसको छुआछूत की बीमारी है तो स्वाभाविक है, ऐसा व्यक्ति भी अज्ञात कारणों से बीमार पड़ सकता है; लेकिन ऐसे व्यक्ति को ठीक होने में देर नहीं लगती और फिर हमेशा दवा लेने की आवश्यकता नहीं होती।

एक व्यक्ति को जब डॉक्टर ने कहा कि तुम्हारे शरीर में बहुत से रोग हैं। तुम को अमुक-अमुक चीजें छोड़नी पड़ेंगी, तो उसने कहा कि आप चाहे कितनी भी महँगी दवा दें, लेकिन उनको छोड़ने के लिए न कहें। तो डॉक्टर ने कहा कि ऐसी दवा मेरे पास नहीं है। तुम्हारी आयु मात्र 30 दिन है। अब सिर में कफ़न बाँधकर जिओ। तो पुन: वह व्यक्ति कहता है कि जब इतनी चीजें छोड़नी ही हैं तो शरीर ही छूट जाए। यानी वह व्यक्ति जब खाने के लिए जी रहा है तो उसको कौन स्वस्थ रख सकता है? जबकि व्यक्ति को जीने के लिए जितना आवश्यक है उतना ही खाना चाहिए, न कि स्वाद के वशीभूत होकर।

बीमारी से बचने का पहला सूत्र है—आवश्यकतानुसार भोजन करना तथा इच्छानुसार भोजन करने से बचना। दूसरा सूत्र है पान, पान मसाला, सिगरेट, शराब, खैनी, जर्दा आदि के सेवन से अपने को बचाकर रखना। इन सबका सेवन स्वास्थ्य के लिए आवश्यक नहीं। सादा भोजन करना एवं अखाद्य पदार्थों से परहेज आपको बीमारी से दूर रखेगा, आपको कभी उदासी एवं आलस्य नहीं सताएगा और आप अपने तन-मन को हमेशा कार्य में प्रवृत्त रख सकेंगे।

बीमार नहीं रहने का तीसरा सूत्र है—प्रात: भ्रमण का नियमित अभ्यास तथा कुछ योगाभ्यास भी। ये दोनों क्रियाएँ भी नियमित होनी चाहिए। आप चाहें देश में

रहें या परदेश में या विदेश में, लेकिन अभ्यास में कभी नहीं आनी चाहिए। जहाँ विवशता है, जैसे ट्रेन आदि में, तो उसका कोई उपाय नहीं, वरना नियमित प्रातः भ्रमण तथा कुछ नियमित यौगिक क्रियाएँ आपको स्वस्थ एवं प्रसन्न रखेंगी। बीमारी आप से दूर रहेगी। आप भी प्रसन्न रहेंगे तथा दूसरों को भी प्रसन्न रख सकेंगे।

बीमार नहीं होने का चौथा सूत्र है—अपने पेट को हमेशा साफ रखें। सारी बीमारी की जड़ है पेट की कब्जियत। कब्जियत से बचने के लिए फलों का सेवन नियमित करें। पपीता और बेल पेट को साफ रखने में सहायक हैं। यों मौसमी फलों का सेवन भी लाभदायक है। आँवला नवंबर से जनवरी तक तीन माह नियमित आता है। अगर आँवला का नियमित सेवन करें तो यह स्नायु-तंत्र को पुष्ट करता है, साथ ही आपको ओज तथा कांति भी प्रदान करता है। भोजन भी भूख से कम करना चाहिए। इससे आपको कभी अपच नहीं होगा। भूख लगेगी तथा भूख के समय भोजन भी स्वादिष्ट लगेगा।

यह शरीर पंच तत्त्वों का बना है। इस पंच तत्त्व के शरीर का पंच तत्त्व से ही इलाज करें तो वह प्राकृतिक चिकित्सा होगी और सर्वोत्तम होगी मिट्टी, जल, वायु, अग्नि और आकाश। ये ऐसे पाँच मौलिक तत्त्व हैं, जिनके समुचित सेवन से मनुष्य अपने शरीर को स्वस्थ रख सकता है।

मनुष्य स्वस्थ रहना चाहे तो उसकी दिनचर्या निश्चित होनी चाहिए। शरीर को भी विश्राम उतना दें कि वह पुनः श्रम करने लायक हो जाए। आवश्यकता से अधिक विश्राम भी आलस्य पैदा करता है। श्रम से परहेज न करें। कारण, मनुष्य श्रम से नहीं थकता, बिना मन का श्रम ही थकान का कारण होता है। जिस काम में मन लग जाता है उस काम में थकान की अनुभूति नहीं होती। मनुष्य को कभी हीन भावना से ग्रसित नहीं होना चाहिए। दूसरे की संपन्नता देखकर हमारा दुःखी होना ही हीन भावना से ग्रसित होना है। भगवान् ने जो कुछ दिया, उससे हम संतुष्ट रहें, भगवान् से कुछ माँगें नहीं। जो कुछ मिला है, उससे हम संतुष्ट रहें। जो कुछ मिला है उसके प्रति आभार प्रकट करें। सुख का मूल संतोष है, दुःख का मूल कारण अधिक तृष्णा है। मस्ती बड़ी सस्ती है। बीमार पड़ने के लिए धन चाहिए और पुनः इलाज कराने के लिए धन चाहिए। स्वस्थ रहने के लिए सादा जीवन, उच्च विचार ही पर्याप्त है। जीवन में उत्साह और उत्कंठा बराबर बनी रहे, यानी काम करने का उत्साह एवं जानने की उत्कंठा।

भोजन करने से शक्ति नहीं मिलती। भोजन के पचने पर ही शक्ति मिलती है। बिना पचा भोजन कष्ट पैदा करेगा। इसी प्रकार, जानने से लाभ नहीं मिलेगा,

अपनाने से ही लाभ मिलेगा। इसलिए धर्म जानने की चीज नहीं, मानने की चीज नहीं। धर्म तभी होता है जब हम उसे धारण कर लेते हैं। हम जीवन से कभी उदास, हताश एवं निराश न हों। जीवन में हमेशा उत्साह, उमंग और प्रसन्नता रहनी चाहिए। जीवन को कभी बोझ न समझें। हम जब तक जिएँ तब तक प्रसन्नतापूर्वक जिएँ और हमेशा कार्यरत रहें। हमने डाकुओं को महान् होते देखा है, लेकिन आलसियों को महापुरुष होते नहीं देखा। जीवन में श्रम का अधिक महत्त्व है। बिना श्रम के सफलता प्राप्ति की कोई अन्य व्यवस्था नहीं है।

गलत बात को गलत स्वीकार करना ही सुधार का प्रथम लक्षण है। इसलिए गलती होने पर उसे स्वीकार करने से दोबारा गलती नहीं होने की संभावना रहती है। मनुष्य की सफलता का रहस्य उसकी संकल्प-शक्ति में निहित है। व्यक्ति जितना दृढ़ संकल्पित होता जाएगा उतना ही सफल होता जाएगा।

मेरे सारे लेख का सार यही है कि आप चाहें तो बीमार नहीं पड़ सकते हैं और एक सफल जीवन जी सकते हैं; लेकिन ऊपर लिखी हुई बातों को अपनाना होगा और उस रास्ते पर चलना होगा। दुनिया का कोई भी व्यक्ति इन सूत्रों को अपना कर आजीवन स्वस्थ रह सकता है और बीमारियों से बच सकता है।

□

8

ब्रह्मचर्य

शुक्र-रक्षण ही ब्रह्मचर्य माना गया है। यह अधूरी व्याख्या है। विषय मात्र से रक्षण ही ब्रह्मचर्य है। जो अन्य इंद्रियों को अन्यत्र भटकने देकर केवल एक इंद्रिय को रोकने का प्रयत्न करता है, वह निष्फल प्रयत्न करता है। कान से विकार की बातें सुनना, आँख से भड़कानेवाली वस्तुओं को देखना, जीभ से विकारोत्तेजक वस्तु चखना, हाथ से विकार को भटकानेवाली चीज को छूना और साथ ही जननेंद्रिय को रोकने का प्रयत्न करना—यह तो आग में हाथ डालकर जलने से बचने के समान हुआ। इसलिए जननेंद्रिय को रोकने से पहले प्रत्येक इंद्रिय को उसके विकारों से रोकना अति आवश्यक है। ब्रह्मचर्य की संकुचित व्याख्या से नुकसान ही हुआ है। यदि हम सभी इंद्रियों को एक साथ वश में करने का अभ्यास करें तो जननेंद्रिय को वश में करने का प्रयास शीघ्र ही हल हो सकता है। इसमें मुख्य 'स्वाद' इंद्रिय है। यदि अस्वाद व्रत का भलीभाँति पालन किया जाए तो जननेंद्रिय का संयम बिलकुल आसान हो जाए। स्वाद की दृष्टि से किसी वस्तु का सेवन न करके आवश्यकतानुसार सेवन अस्वाद हो जाता है। जीने के लिए जब भोजन करना है तो भोजन का स्वाद एवं मात्रा गौण हो जाती है, लेकिन जब भोजन के लिए जीता है तो उसमें मात्रा तथा स्वाद की प्रधानता रहती है।

यह नहीं कहा जाता कि स्वादिष्ट भोजन बिलकुल छोड़ देना चाहिए या गृहस्थ होते हुए भी वीर्यपात न करने की प्रतिज्ञा करनी चाहिए। अपनी भोग-इच्छाओं पर काबू करते हुए विवेकपूर्वक इंद्रियों का उपयोग ही ब्रह्मचर्य है।

हमारे शास्त्रों ने जीवन को चार आश्रमों में विभाजित किया है। प्रथम है ब्रह्मचर्याश्रम, दूसरा गृहस्थाश्रम, तीसरा वानप्रस्थाश्रम एवं चौथा संन्यासाश्रम। इन

चारों में ब्रह्मचर्याश्रम को प्रथम स्थान इसलिए दिया गया कि आप अपनी इंद्रियों को विवेकपूर्वक संयमित भाव से उपयोग में लाने का ज्ञान प्राप्त करें। साथ ही सभी आश्रमों में श्रम लगा है, यानी श्रम करते हुए संयमित जीवन जीना एवं ज्ञान प्राप्त करना ही ब्रह्मचर्याश्रम है। हमारे शास्त्रकारों ने विश्राम में श्रम लगाया है, यानी उतना ही आराम करें कि पुनः श्रम करने लायक हो जाएँ। हमारे शास्त्रकारों ने वीर्य-पालन को जीवन माना एवं वीर्य-पतन को मृत्यु—'मरणं विन्दु पातेन जीवनं विन्दु धारणात्'। अंग्रेजी में भी कहावत है 'Chastity is life and sexsuality is death', ऐसा भी वर्णन आता है कि देवताओं ने ब्रह्मचर्य तप द्वारा मृत्यु पर विजय प्राप्त कर ली। बल-बुद्धि हेतु वीर्य-पालन की आवश्यकता चिकित्सा-शास्त्र में भी सर्वोपरि महत्त्व की कही गई है। भगवान् शंकर ने भी पार्वती से वीर्य की रक्षा करने का माहात्म्य समझाते हुए कहा है कि 'हे पार्वती! वीर्य-पालन रूपी सिद्धि से इस पृथ्वी में सब साध्य है। इसी के द्वारा मेरी इतनी महिमा हुई है कि कालकूट पान करके भी अमर हूँ।' हमारे शास्त्र यहाँ तक कहते हैं कि ब्रह्म-विद्या का उपदेश मात्र उसी को दिया जाए जिसने विधिवत् ब्रह्मचर्य व्रत का पालन किया है, नहीं तो इसका प्रभाव नहीं पड़ेगा और न कोई लाभ होगा।

धर्मशास्त्र में मनु महाराज ने मानवमात्र के हितार्थ ब्रह्मचर्य की विशद व्याख्या इस प्रकार की प्रकार की है—'स्त्री का स्मरण, उसके गुण-रूप का वर्णन, उसके साथ क्रीड़ा, कामुक दृष्टि से देखना, ऐकांतिक परस्पर वार्त्तालाप, स्त्री को प्राप्त करने का संकल्प, तदर्थ प्रयत्न और स्पष्ट संभोग—ये आठ मैथुन के अंग कहे गए हैं। इससे पूर्णरूप से विपरीत हो जाना ही ब्रह्मचर्य है। मनु महाराज ने उसी अध्याय में ब्रह्मचर्य हेतु और कुछ वस्तुओं एवं कार्यों के त्याग का भी आदेश दिया है। सुरा, मांस, सुगंधित माला, षड्रस, प्राणियों का उत्पीड़न, उबटन-मालिश, अंजन, छत्रादि धारण, काम, क्रोध, लोभ, नाचना, गाना, बजाना, जुआ खेलना, पर-चर्चा, व्यर्थ जलपान आदि का विधिवत् त्यागी ही ब्रह्मचारी हो सकता है।

संसार में ब्रह्मचर्य ही एक ऐसी महान् शक्ति है, जिसके द्वारा मनुष्य महान्-से-महान् कार्य कर सकता है। सच्चे ब्रह्मचारी के लिए कोई भी कार्य असंभव नहीं। मनुष्य की शक्ति जब इंद्रियों के माध्यम से सुख में व्यय होने लगती है तो मनुष्य महान् कार्य नहीं कर सकता। हमारे देश में हनुमानजी महाराज ब्रह्मचर्य के मूर्तिमान रूप हैं। उनकी सेवा, बल, समर्पण, बुद्धि-कौशल आदि को देखकर भगवान् राम को कहना पड़ा—'हनुमान, मैं तुम्हारे ऋण से कभी उऋण नहीं हो सकता। मैं तो सदा तुम्हारा ऋणी ही बना रहूँगा।' ब्रह्मचारी के लिए आवश्यक है कि विकारों के

निमित्त उपलब्ध होने पर भी अपने मन को निर्विकार रखे। इसीलिए कहा जाता है कि शत्रुओं पर विजय प्राप्त करनेवाले को वीर कहा जाता है; लेकिन जो अपनी कामनाओं पर विजय प्राप्त कर ले, वह महावीर कहलाता है। राजा, महाराजा, सम्राट् उसे कहा जाता है जो लौकिक संपदा का मालिक होता है; लेकिन स्वामी उसे कहा जाता है जो अपनी इंद्रियों का स्वामी है। 'लिंगपुराण' के अनुसार—'मन से, वाणी से, शरीर से तथा कर्म से मैथुन की प्रवृत्ति का न होना ही ब्रह्मचर्य है।'

महात्मा गांधी ने जब ब्रह्मचर्य व्रत धारण कर लिया तो उसके पालन के लिए अनेक प्रयोग किए थे; किंतु अंत में इसी निष्कर्ष पर पहुँचे थे कि पूर्ण ब्रह्मचर्य का पालन राम-नाम या भगवद्‌भक्ति के द्वारा ही संभव है। ब्रह्मचारी वही है, जिसका मन हमेशा ब्रह्म-भाव में विचरण करता है।

□

9

हँसें और स्वस्थ रहें

जीव जगत् में हँसने का अधिकार केवल मनुष्य को मिला। अगर मनुष्य होकर नहीं हँसता तो मनुष्य ही नहीं है। महान् लोग बिना हँसी एवं विनोद के रह ही नहीं सकते। महात्मा गांधी तनाव के क्षणों में परिहास करने से नहीं चूकते थे। उनका तो कहना था कि 'अगर मैं हँसना नहीं जानता तो कब का पागल हो जाता'। हँसने के लिए मस्ती आवश्यक है। विनोदी जीव सदैव मस्त रहता है और दूसरों को भी हँसाता है। अतः आप सदैव हँसमुख रहें, चाहे दुःख हो या सुख। मुसकराने से काम नहीं चलेगा। खूब जोरों से हँसें, ठहाके पर ठहाके लगाएँ, स्वयं हँसें और दूसरों को हँसाएँ। हँसी मुफ्त की दवा है।

डॉ. रेमंड मूडी का कथन सार्थक है कि हँसने से सेहत अच्छी रहती है। अमेरिकन चिकित्सक डॉ. विलियम फ्राइ का कहना है कि ठहाके लगाने से दर्द—विशेष रूप से सिर दर्द—में कमी आती है, पाचन संस्थान एवं फेफड़ों की बहुत कारगर कसरत हो जाती है और ये अंग स्वस्थ बने रहते हैं। मनोरोगों के लिए ठहाके रामबाण के समान काम करते हैं।

इस प्रकार की चिंताओं से मुक्त होने का उपाय क्या है? जो होता है उसे होने दीजिए। आपके तनाव, चिंता एवं अशांति से आपकी समस्याएँ सुलझनेवाली नहीं हैं, तो आप अपनी मस्ती एवं प्रसन्नता को भी क्यों कम होने देते हैं? हँसते रहना एवं मस्त रहना ही चिंतामुक्त होने का एकमात्र उपाय है। कभी-कभी पारिवारिक समस्याएँ समय पाकर अपने आप दूर हो जाती हैं; लेकिन अगर आपकी चिंता ने आपको बीमार बना दिया और आप उस बीमारी से ठीक नहीं हो पा रहे हैं तो पुनः किसी प्रकार वह मस्ती और प्रसन्नता आपको नहीं मिल सकती, जो आपको बिना

बीमारी के मिलती। अत: किसी भी परिस्थिति में रहें, अपनी मस्ती एवं प्रसन्नता में कमी न आने दें। यह मानकर आश्वस्त हो जाएँ कि दूसरे पक्ष को हमसे शिकायत है तो अवश्य हममें कमी होगी। प्रत्येक व्यक्ति जब इस प्रकार सोचने लगेगा तो तनाव एवं चिंता में कमी आएगी। जब तक आप दूसरे को गलत एवं अपने को सही मानते रहेंगे, आपकी समस्या का निदान नहीं निकलेगा।

आप समय दें हँसने में, यह प्राण का संगीत है। समय दें सोचने में, यह शक्ति का स्रोत है। खेल के लिए समय दें, यह यौवन का रहस्य है। पढ़ने के लिए समय दें, यह ज्ञान का फौवारा है। समय दें अपने काम में, यह सफलता की कुंजी है। समय दें मित्रता में, यह आनंद की राह है। कहने का तात्पर्य कि अपने को व्यस्त रखें तो ही मस्ती मिलेगी। हँसी का अवसर न चूकें। जोरदार ठहाके लगाएँ, फिर देखें कि आपके कोलेस्ट्रॉल में कितनी कमी आती है और रोग-प्रतिरोधक शक्ति कितनी बढ़ती है। इससे हृदय रोगों से निजात मिलती है। इंसुलिन का स्राव उचित मात्रा में होने से मधुमेह में कमी आ जाती है और सबसे बड़ी बात है कि हमारे ठहाके हमें चिंता, तनाव एवं अशांति से मुक्त करते हैं।

काका हाथरसी विश्व के प्रथम व्यक्ति थे जिन्होंने अपनी वसीयत में लिखा कि 'मेरे मरने के बाद कोई रोएगा नहीं। लोग मेरी शवयात्रा में ठहाके लगाते जाएँगे। दाह-संस्कार में हास्य कविताएँ पढ़ी जाएँगी और हास्य कवि सम्मेलन का आयोजन श्मशानघाट पर ही होगा।' ऐसा ही हुआ। देश के प्रसिद्ध व्यंग्यकार अशोक चक्रधर से संचालन में श्मशानघाट पर हास्य कवि सम्मेलन हुआ। लोगों ने ठहाके लगाकर काका को अंतिम विदाई दी। हास्य कवि ने मौत को भी हँसकर लिया, यमदूत रोते रह गए। काका की मान्यता थी कि जिस व्यक्ति ने जीवन भर सबको हँसाया, वह क्या अंतिम समय में रुलाकर जाएगा। उसकी अंतिम यात्रा में भी खूब जमकर हँसो। काका की अंतिम इच्छा थी—

'अंत मेरा हो तभी यह काम कर देना प्रभो,
रसमलाई से हमारा उदर भर देना प्रभो!
मुर्दनी के साथ भ्रष्टाचारियों की कार हो,
रिश्वती अफसर व बाबू और उनके यार हों।'

इसे कहते हैं काका की जिंदादिली! एक बार काका बनारस आए तो मेरे घर ठहरे। मैंने काका से कहा कि आपको अभी तक 'पद्मश्री' नहीं मिला, तो उन्होंने कहा कि 'झुनझुनवालाजी, भारत सरकार के लोग आए थे कि सरकार आपको पद्मश्री देना चाहती है। तो मैंने कहा कि नहीं चाहिए। भारत सरकार अगर देना ही

चाहती है तो मुझे 'जयश्री टी' दे दे।' हम सभी हँसते-हँसते लोट-पोट हो गए।

शेक्सपीयर ने भी कहा है, "प्रसन्नचित्त व्यक्ति अधिक जीता है। दुःखी, चिंताग्रस्त और उदास चेहरा सभी को ऐसा मायूस करता है जैसे कोई मौत की खबर लेकर आया हो।" इसी प्रकार रॉबर्ट मार्डन के अनुसार—"हँसी जीवन का शुभ प्रभात है। यह शीतकाल की धूप है तो गरमी की तपती दोपहरी में सघन छाया। इससे आत्मा खिल उठती है। इससे आपको आनंद तो मिलता ही है, दूसरों में भी आनंद प्रवाहित होता है। हास-परिहास पीड़ा एवं निराशा का दुश्मन है। यह दुःखों के लिए रामबाण है।"

यदि प्रत्येक मनुष्य हँसने का प्राकृतिक रहस्य समझ ले तो उसे कभी डॉक्टर या वैद्य के पास जाने की आवश्यकता नहीं पड़ेगी। प्रसन्नता पानेवाला मालामाल हो जाता है और देनेवाला कभी गरीब नहीं होता। हँसने से जीवन की नीरसता, एकाकीपन, दूषित भावना, थकान, मानसिक तनाव और शारीरिक पीड़ा में राहत मिलती है। पश्चिम के विकसित राष्ट्रों में कई चिकित्सकों ने अब 'लॉफिंग थैरैपी' के द्वारा उपचार करना शुरू कर दिया है। इस समय हमारे देश में भी लगभग 450 लॉफिंग क्लब चल रहे हैं। लॉफिंग क्लबों की शुरुआत मुंबई से हुई और उसकी ख्याति अब अन्य शहरों तथा विदेशों तक पहुँच गई है। शायद यही कारण रहा होगा कि बादशाह अकबर ने बीरबल को अपना दरबारी ही नहीं, अपना मित्र बनाया था। अकबर की सफलता के पीछे उसका हास्य-प्रेम भी रहा होगा। बिड़ला परिवार में भी दोपहर का भोजन सब लोग साथ करते थे। उनके साथ में बीरबल सरीखा व्यक्ति जरूर बैठता था, जो सभी को हँसाता एवं प्रसन्नचित्त रखता था।

संसद् में भी हास्य के प्रकरण आते हैं और गंभीर विषयों पर चिंतन के समय हास्य का प्रकरण संजीवनी की तरह काम करता है। बड़े-बड़े कथावाचकों जैसे महान् संत श्री मोरारी बापू, संत श्री रमेश भाई ओझा, श्री किरीट भाई आदि भी अपनी कथाओं में थोड़ी-थोड़ी देर में हास्य का संपुट अवश्य देते हैं। कारण, एक तो सोता हुआ व्यक्ति जग जाता है, दूसरे कथा को हास्य रोचक बना देता है। एक कथा में मोरारी बापू सुना रहे थे—'किसी ने पूछा कि विवाह में हर चीज लाल रंग की क्यों होती है, जैसे टीका लाल रोली का, हाथ में सूत्र बाँधते हैं लाल रंग का, विवाह का निमंत्रण-पत्र भी लाल रंग में, पगड़ी भी लाल रंग की आदि?' बापू ने कहा कि 'लाल रंग खतरे का निशान है और विवाह भी एक खतरा है।' इसी प्रकार किरीट भाई सुना रहे थे कि 'एक व्यक्ति हुक्का गुड़गुड़ा रहा था। हुक्के का चूल्हा

काफी दूर था और उसकी नली बहुत लंबी थी। किसी ने पूछा कि हुक्के का चूल्हा इतनी दूर क्यों ? तो उन्होंने कहा कि 'व्यसन' से जितना दूर रहो, अच्छा है।' इसी प्रकार के प्रकरण बहुत से हैं। सही बात तो यह है कि हास्य के कारण जंतु प्रकृति का मनुष्य भी जीवंत हो जाता है। हास्य उसी प्रकार काम करता है जैसे सूखे पेड़ में पानी देने से उसमें हरियाली आ जाती है। मनुष्य जीवन को हँसी-खुशी से जीना है, उत्साह उमंग में रहना है, हमेशा प्रसन्न रहते हुए औरों को प्रसन्न रखना है तो हास्य-व्यंग्य के अवसर मत चूकिए। हास्य के कारण आपकी मित्रता बढ़ेगी, परिचय बढ़ेगा। जहाँ भी आप जाएँगे, आपको लोग सुनना चाहेंगे। कारण, हर व्यक्ति परेशान है। अपनी ही परेशानियों के कारण हर व्यक्ति चाहता है कि निराशा के बीच कोई आशा की किरण खिल जाए, उदासी के समय उमंग आ जाए। नीरसता के समय सरसता आ जाए। निराशा और उदासी को दूर करने का एकमात्र उपाय हास्य है।

□

10

चिंता-त्याग से स्वस्थ जीवन

अगर शब्द-गठन की दृष्टि से देखें तो 'चिता' एवं 'चिंता' में ज्यादा अंतर नहीं है। केवल चिंता में ऊपर एक बिंदी है। लेकिन अर्थ पर दृष्टिपात करें तो आप पाएँगे कि अर्थ में गहरा अंतर है—चिता हमारे मृत शरीर को एक बार जलाकर हमारा अस्तित्व हमेशा के लिए समाप्त कर देती है; लेकिन चिंता न तो हमारा अस्तित्व समाप्त करती है और न एक बार में हमारा पिंड छोड़ती है। जब तक हम चिंतित रहेंगे, चिंता हमें जलाती रहेगी। यानी चिता मुरदे को जलाती है तो चिंता जिंदे को। चिता हमारा अस्तित्व समाप्त करती है, जबकि चिंता हमारा अस्तित्व बरकरार रखते हुए हमें परेशान करती रहती है। हमें चिता पर दूसरे लोग ले जाते हैं, किंतु चिंतित होने के हम स्वयं कारण हैं। हम चिता से पिंड नहीं छुड़ा सकते, एक-न-एक दिन हमें चिता पर जाना ही पड़ेगा; लेकिन हम चाहें तो चिंता से पिंड छुड़ा सकते हैं। चिंतित व्यक्ति के शरीर में आवश्यक नहीं क़ि ऐसे परिवर्तन आ जाएँ, जिन्हें देखकर आप कह सकें कि आप चिंतित हैं। प्रायः बहुत कम लोग ऐसे मिलेंगे जो चिंतामुक्त हों। हमें चिंता का कारण और उसे दूर करने के क्या उपाय हो सकते हैं, यह जानने की आवश्यकता है। एक आदमी चिंतित क्यों है और दूसरा चिंता-मुक्त क्यों है ? चिंता वास्तविक होती है या हमेशा काल्पनिक होती है। चिंता हमारे तन-मन को हमेशा नुकसान करती है या इससे किसी प्रकार के कुछ फायदे भी हैं। प्रत्येक व्यक्ति, चाहे वह जवान हो या बूढ़ा, स्त्री हो या पुरुष—चिंता-मुक्त होना चाहता है। अब हम आगे इसका विवेचन करने का प्रयास करेंगे कि हमें चिंता क्यों होती है और उससे छुटकारा कैसे मिले ? चिंता कभी-कभी इतनी भयंकर होती है कि चिंताओं के कारण व्यक्ति रोगग्रस्त हो जाता है, स्वभाव में गुणात्मक परिवर्तन

आ जाता है। चिड़चिड़ापन आना एक चिंतित व्यक्ति का स्वभाव हो जाता है। चिंतित व्यक्ति हमेशा भयभीत रहता है। हर आदमी चाहता है कि वह चिंतामुक्त हो। हम चिंता के कारण जानने का प्रयास करेंगे तथा उन चिंताओं को दूर कैसे किया जाए, उसकी चर्चा करेंगे। कैसे कुछ लोगों की चिंता दूर हुई है, इसको जानने का प्रयास करने पर हम भी चिंतामुक्त हो सकते हैं।

आदमी जब अतीत या भविष्य में जिएगा तो ही चिंतित होगा। जब तक वर्तमान में जिएगा, उसे चिंता नहीं सताएगी। बच्चे वर्तमान में जीते हैं, अत: चिंता-मुक्त रहते हैं। युवा भविष्य काल में जीते हैं। उनके सपने और अरमान उन्हें भविष्य में हम ऐसा करेंगे, वैसा करेंगे की गर्वोक्ति से परेशान रखेंगे। चिंता कहाँ से उठती है ? जब हम किसी चीज या उद्‍देश्य को प्राप्त करने की कामना करते हैं तो हमें चिंता होनी प्रारंभ हो जाएगी। यानी हमारी चिंता का कारण हमारी अतिरिक्त इच्छाएँ हैं। इच्छाओं और आवश्यकताओं में मौलिक अंतर है। हमारी इच्छाएँ कभी समाप्त नहीं होंगी। एक पूरी होगी तो दूसरी चालू हो जाएगी। लेकिन हमारी आवश्यकताओं की पूर्ति में ज्यादा परेशानी नहीं होती। हमें पहनने को वस्त्र मिल जाए, रहने को मकान मिल जाए, जीने के लिए भोजन मिल जाए तो हमारी आवश्यकताएँ पूरी हो जाएँगी और हम चिंता-मुक्त रहेंगे। आवश्यकताएँ सीमित होती हैं, पर इच्छाएँ अनंत होती हैं। इच्छाओं की अनंत श्रृंखला के कारण ही हम परेशान रहते हैं। अगर मनुष्य की अनावश्यक इच्छाएँ समाप्त हो जाएँ तो चिंता भी समाप्त हो जाएगी।

एक बूढ़ा व्यक्ति हमेशा अतीत में जिएगा, यानी 'हमने ऐसा किया, वैसा किया'। उसे अपने अतीत का स्मरण होगा और जब देखेगा कि मैंने जैसा किया और जैसा जीवन जिया वैसा अब नहीं हो रहा है तो उसकी चिंता आरंभ हो जाएगी। बूढ़ा व्यक्ति स्वयं तो करने में अपने को अक्षम पाएगा, लेकिन उसके अरमान यही रहेंगे कि कम-से-कम जिन उपलब्धियों को मैंने प्राप्त किया, उन्हें मेरे साथ या परिवारवाले भी प्राप्त करें। मैंने इनको जो संचित धन या व्यापार दिया है, उसकी वृद्धि न कर सके तो कम-से-कम उसकी सुरक्षा तो जरूर करें। जब देखेगा कि न तो वृद्धि हो रही है और न सुरक्षा, बल्कि नुकसान हो रहा है तो उसका चिंतित होना स्वाभाविक हो जाएगा। ऐसी स्थिति में वह चिंताग्रस्त बना रहेगा। यह भी देखा गया है कि बढ़ी उम्र में यानी साठ साल की उम्र के बाद अगर आदमी चिंताग्रस्त रहता है तो बहुत सी शारीरिक बीमारियाँ भी हो जाती हैं और उसका तन एवं मन उसे हमेशा परेशान किए रहता है। युवा की इच्छाएँ तथा वृद्ध व्यक्ति का असंतोष उसकी चिंता का कारण बनते हैं।

अब प्रश्न उठता है कि चिंता करना साधक है या बाधक? क्या चिंताएँ हमारी उन्नति या उपलब्धियों में किसी भी प्रकार से सहायक या साधक होती हैं या हमेशा हमारे लिए बाधक होती हैं? आप विश्वास रखें, आपकी उन्नति एवं उपलब्धियाँ आपके पुरुषार्थ एवं शुभ संकल्प के कारण होती हैं, न कि चिंता के कारण। चिंता हमेशा हमारी प्रगति में बाधा उत्पन्न करेगी। कारण, चिंता कभी यथार्थ नहीं होती। यह हमेशा ही काल्पनिक एवं सत्य से परे हुआ करती है। अत: चिंता हमेशा त्याज्य है। आप जितने ही चिंता-मुक्त होते जाएँगे, आपका विश्वास एवं संकल्प उतना ही बढ़ता जाएगा। चिंता के कारण आप हमेशा परेशान रहेंगे। आपका काम भी हमेशा अधूरा पड़ा रहेगा। अगर आप चाहें कि आपका आज का काम आज ही पूरा हो जाए तो ऐसा करना उसी व्यक्ति के लिए संभव हो पाएगा, जो चिंता-मुक्त होकर एवं संकल्प-युक्त होकर यथार्थ प्रयास करेगा।

अब प्रश्न यह उठता है कि हम चिंता-मुक्त कैसे हों? मुझे एक प्रकरण याद आता है। एक व्यक्ति था, जो अत्यधिक चिंतित था और यह मानता था कि मुझसे अधिक चिंतित व्यक्ति शायद ही मिले। वह व्यक्ति एक महात्मा के पास जाता है और महात्माजी से अपनी चिंता का निवारण पूछता है। महात्माजी ने उससे पूछा कि तुम्हारी चिंता क्या है? तो उसने पारिवारिक, व्यापारिक तथा व्यावहारिक चिंताएँ बतानी आरंभ कर दीं। आधे घंटे तक उसने अपनी चिंताएँ बताईं और महात्माजी ने बड़े ध्यान से सुनीं। जब उसने बताना बंद कर दिया तो महात्माजी ने उससे पूछा कि बताओ, दुनिया में सबसे सुंदर फूल कौन सा है? उसने बताया कि गुलाब। फिर महात्माजी ने कहा कि तुमने बिना काँटों के पेड़ में गुलाब देखा है? गुलाब के पेड़ में काँटे पहले आते हैं और गुलाब बाद में। कितने अधिक काँटों के बीच थोड़े से गुलाब खिलते हैं। इतने काँटों के बीच भी गुलाब अपनी सुगंध और सुंदरता बनाए रखता है। फिर महात्माजी ने उससे पूछा कि दुनिया का सबसे पवित्रतम फूल कौन सा है? तो उसने कहा कि 'कमल'। तो फिर महात्माजी ने पूछा कि बिना कीचड़ के कमल देखा है? कीचड़ सबसे गंदा और उससे निकला फूल सबसे पवित्र। तुमने दीपक देखा है? जो स्वयं नहीं जला, वह क्या दुनिया को प्रकाश दे पाया है? इसी प्रकार एक पत्थर में भगवान् की मूर्ति को जब तराशा जाता है तो कितनी चोटों के बाद मूर्ति उभरकर सामने आती है? तुम अपनी परेशानियों के कारण अपने को परेशान न समझो, उन्हें अपनी तरक्की और प्रगति का कारण समझो। अगर पहले काँटे न आते तो गुलाब खिलने की संभावना शून्य थी। इसी प्रकार, अगर पहले कीचड़ न होता तो कमल का प्रश्न ही नहीं था। दीपक जलने पर ही प्रकाश दे पाया

और पत्थर चोट खाने पर ही मूर्ति दे पाया। आज गांधी गांधी न होते, अगर उन्होंने अन्याय के प्रतिकार हेतु संघर्ष न किया होता। आज बुद्ध भी भगवान् बुद्ध न होते, अगर उन्होंने राज-सुख, पत्नी-सुख, पुत्र-सुख न छोड़ा होता तथा कठिन तपस्या एवं साधना न की होती। गांधी या बुद्ध कभी चिंता नहीं करते थे। अपनी समस्याओं के निराकरण हेतु आप संकल्पबद्ध हो जाएँ। चिंता रूपी कुहरा छँट जाएगा और आप अपने को यथार्थ के धरातल पर पाएँगे।

समस्याओं का निराकरण तो है, लेकिन चिंताओं का निराकरण कभी नहीं होता। इसका एकमात्र कारण है कि चिंताएँ हमेशा काल्पनिक होती हैं और समस्याएँ हमेशा वास्तविक। चिंताएँ हमेशा अकारण होती हैं और समस्याओं का कोई-न-कोई कारण होता है। कारण का तो निवारण हो जाएगा। चिंता के कारण हमेशा मन-बुद्धि का संतुलन बिगड़ा रहेगा। काम जब भी पूरा होगा, मन-बुद्धि के संतुलन के कारण। अत: अगर जीवन सफल एवं सुफल बनाना है तो चिंता कभी न करना। जो भी समस्या आए, उसे दूर करने के लिए संकल्पबद्ध हो जाएँ। अगर समस्या के समाधान का रास्ता न दिखाई पड़े तो प्रबुद्ध एवं ज्ञानी लोगों के पास जाएँ। वे हंस की तरह आपकी हर समस्या को दूध एवं पानी की तरह अलग-अलग कर देंगे। प्रबुद्ध लोग किस तरह से समस्याओं का समाधान करते हैं, उसका भी एक उदाहरण है। एक व्यक्ति ने दूसरे व्यक्ति को कुआँ बेचा। लेकिन उसने बताया कि हमने कुआँ बेचा है, पानी नहीं बेचा है और कुआँ खरीदनेवाले को कुएँ के पानी का उपयोग करने से मना कर दिया। कुआँ बेचनेवाले में एवं खरीदनेवाले में इसी को लेकर हमेशा द्वंद्व रहता। लेकिन दोनों ही किसी प्रबुद्ध व्यक्ति के पास गए और अपना तर्क दिया। प्रबुद्ध व्यक्ति ने जो फैसला सुनाया, उससे दोनों पक्ष संतुष्ट हो गए और दोनों को अपनी गलतियों का एहसास हो गया। प्रबुद्ध व्यक्ति ने कहा कि तुमने कुआँ बेचा है, पानी नहीं बेचा। लेकिन तुमने उसके कुएँ में इतने दिनों तक पानी रखा तो उसको इसका किराया भरो और आगे अपना पानी निकालकर इसे खली कुआँ हैंड ओवर करो। अगर दोनों पक्ष प्रबुद्ध व्यक्ति के पास जाने को सहमत हो जाएँ तो निश्चित समस्या का निराकरण हो जाएगा। हमने उपर्युक्त लेख में चिंता के कारण और निराकरण हो स्पष्ट करने की चेष्टा की है। मुझे विश्वास है कि आप चिंता-मुक्त हो सकेंगे।

चिता एवं चिंता के बाद 'चिंतन' शब्द की चर्चा जब होती है तो यह पता चलता है कि इस शब्द के बड़े गहरे अर्थ हैं। चिंतन में मन का स्थिर होना आवश्यक है। ज्यों-ज्यों चिंतन बढ़ता जाएगा, चिंता अपने आप समाप्त होती जाएगी। जैसे

प्रकाश तथा अंधकार एक साथ नहीं रह सकते, उसी प्रकार चिंता एवं चिंतन भी एक साथ नहीं रह सकते। चिंता हमेशा परेशान करेगी, लेकिन चिंतन हमें हमेशा प्रसन्नता प्रदान करेगा। हमारी जीवन-यात्रा का प्रथम उद्देश्य चिंतित होना नहीं, चिंतनशील होना है। चिंता हमेशा दु:खदायी होती है, लेकिन चिंतन हमेशा ही आनंददायक है। अगर चिंता-मुक्त होना है तो अपनी चिंता को चिंतन में बदल दें। चिंतन कभी काल्पनिक नहीं होगा। वह हमेशा यथार्थ का होगा। चिंतन हमेशा एक दिशा में होगा, जबकि चिंता की कोई दिशा नहीं होती। एक चिंता गई तो दूसरी आरंभ हुई और चिंता इसी प्रकार एक के बाद दूसरी सताती रहेगी। अत: चिंता को चिंतन में बदलने के लिए आवश्यक है कि अच्छे धार्मिक ग्रंथों का अध्ययन करें, विशेष रूप से 'गीता' का। ऊँचाई को प्राप्त संतों का समागम एवं सान्निध्य भी हमें अपने आप चिंता-मुक्त करता है। मैंने स्वयं अनुभव किया है कि माँ आनंदमयी के पास जाते ही चिंताएँ अपने आप निर्मूल हो जाती थीं और चिंतन की प्रक्रिया आरंभ हो जाती थी।

□

11

स्वास्थ्य और सुख हेतु दांपत्य जीवन को सफल बनाएँ

विवाह के पहले कन्या पक्ष तथा वर पक्ष में कितना उत्साह, उमंग एवं उल्लास रहता है। विवाह की तैयारियाँ वर्षों पहले से प्रारंभ हो जाती हैं। विवाह भले ही तय न हो, लेकिन उसकी तैयारियाँ तथा मनपसंद चीजों को खरीदकर रखने की व्यवस्था दोनों पक्ष करते हैं। विवाह के समय सभी रिश्तेदारों को, मित्रों को, परिवार को, परिचितों आदि को आमंत्रित करते हैं, ताकि इस परम उल्लास के वातावरण में सभी सम्मिलित हो सकें। विवाह के साक्षी गाँव-समाज, मित्र-परिवार, रिश्तेदार आदि होते हैं। हम अग्नि को साक्षी मानकर विवाह के पवित्र बंधन में प्रतिज्ञा करते हैं कि यह बंधन आजीवन इसी प्रकार सुरक्षित रहेगा। हमारे देश में विदेशों की तरह विवाह एक शर्तनामा (कॉण्ट्रेक्ट) नहीं है। विदेशों में पत्नी को बेटर हाफ (better half) दर्जा दिया जाता है। अगर 'बेटर हाफ' कहकर यह कॉण्ट्रेक्ट आजीवन रहता तो बात समझ में आती; लेकिन वहाँ कब किस बात को लेकर तलाक हो जाएगा, कोई नहीं जानता। स्त्री-पुरुष कितनी-कितनी बार विवाह करते हैं, इसकी भी कोई संख्या निर्धारित नहीं है। उनके पूर्व विवाह के बच्चों को भी आजीवन सँभालने की उनकी कोई जिम्मेदारी नहीं है। कुल मिलाकर हमारे देश में तथा विदेशों में वैवाहिक पद्धति तथा उद्देश्य में जमीन-आसमान का अंतर है।

पहले हमारे देश में इक्का-दुक्का तलाक की बात आती थी तो आश्चर्य होता था। लेकिन तलाक की हवा हमारे देश में भी चल पड़ी। यह तो बच्चों ने बाँध रखा है, वरना तलाक की संख्या हमारे देश में और भी बढ़ जाती। हमारे देश में भी 'प्रेम विवाह' की संख्या बढ़ गई। प्रेम विवाह दोनों ही प्रकार से होते हैं। दोनों पक्ष

के लोग जब प्रेम विवाह को स्वीकृति दे देते हैं तब तो धूमधाम से वैदिक रीति से विवाह होता है, लेकिन घर की स्वीकृति न मिलने पर कचहरी में जाकर 'कोर्ट मैरेज' कर लेते हैं। आपस में अँगूठियों का आदान-प्रदान करके भी विवाह के बंधन में आबद्ध हो जाते हैं। विवाह किसी भी रीति से करें, लेकिन विवाह होता है बड़े आनंद एवं उल्लास के वातावरण में। पति को पत्नी चंद्रमुखी दिखाई देती है एवं पत्नी की निगाह में पति उसका परमेश्वर होता है। विवाह सृष्टि के क्रम को आगे बढ़ाने के लिए आवश्यक है। विवाह के बिना दोनों स्त्री-पुरुष अधूरे हैं। दोनों मिलकर एक-दूसरे को पूर्णता प्रदान करते हैं। दोनों अर्धांग यानी आधे हैं और दो मिलकर पूर्ण होते हैं। पत्नी का स्थान पुरुष के वामांग में क्यों है ? कारण, हृदय बाईं तरफ होता है। प्रेम का निवास दिल में होता है। अत: पत्नी को प्रेम का मूर्तिमान रूप भी कहा जाता है। पत्नी घर का काम देखती है, बच्चों का लालन-पालन करती है तथा पुरुष आय के लिए उद्योग-व्यापार या नौकरी करता है। दोनों के मिलने पर ही गृहस्थ जीवन का प्रारंभ होता है। पत्नी अपने पति के आगमन की नित्य प्रतीक्षा करती है और पति अपने काम के पश्चात् अपनी पत्नी एवं बच्चों के बीच शीघ्र पहुँचने के लिए आतुर रहता है। पति-पत्नी का यह प्रेम एवं आकर्षण स्वाभाविक है। लेकिन आजकल हो क्या रहा है ? पति-पत्नी के संबंधों में प्रेम एवं आकर्षण के स्थान पर एकदम उलटा संबंध यानी कटुता क्यों और कैसे आ गई ? संबंधों का यह खिंचाव तथा दूरियाँ कैसे समाप्त हों, इसकी चर्चा हम आगे करेंगे। जो भी यहाँ लिख रहे हैं या सुझाव दे रहे हैं, वे अनुभव पर आधारित हैं। कहीं पढ़े या सुने हुए नहीं हैं।

पति-पत्नी को जब आजीवन साथ रहना है तो यह संकल्प लेना होगा कि प्रेम से रहेंगे। सारी विभिन्नताओं में भी अभिन्नता का सूत्र खोजना होगा और दोनों पक्षों को अपनी-अपनी कमी पहले देखनी होगी। अपनी-अपनी कमी को पहले दूर करना होगा। दूसरे की कमी जब तक बताते रहेंगे, संबंधों में कड़वाहट बनी रहेगी तथा कभी मिठास नहीं आएगी। दुनिया में सबसे आसान काम है—दूसरे की कमी देखना और आलोचना करना तथा सबसे कठिन काम है स्वयं को सुधारना। जब तक स्वयं नहीं सुधरेगा, दूसरों को सुधारने का प्रयास दिवास्वप्न की भाँति कल्पित है। दूसरा सूत्र है पहले समझाने का प्रयास बंद करें, एक-दूसरे के कष्ट को समझने का प्रयास करें। बिना समझे एवं सुने आपका समझने एवं सुनाने का प्रयास बेकार होगा। कारण, उभय पक्ष के अंदर का स्थान समझाने एवं सुनाने के लिए भरा पड़ा है। भीतर के पात्र को समझ एवं सुनकर खाली होने दीजिए। जब भीतर का पात्र

खाली होगा तो ही आपकी बात भीतर समाएगी, वरना ओवर फ्लो कर जाएगा। तीसरा सूत्र है—उभय पक्ष हमेशा अपने को ही सही न समझें। सारी विषमताओं की जड़ यही है। दूसरे की बात सुनने-समझने के बाद अगर यह समझ में आता है कि दूसरा पक्ष गलत है तो उसकी गलती न बताकर अपनी बातों को सहज, सरल एवं तार्किक ढंग से उसके गले उतारने का प्रयास करें। फिर भी, गले न उतार सकें तो प्रतीक्षा कीजिए। कारण, बहुत सी समस्याएँ समय पाकर अपने आप समाप्त हो जाती हैं; लेकिन किसी भी कारण से बिगड़कर, मार-पीट कर या गाली-गलौज कर समझाने का प्रयास बिलकुल न करें। अगर ऐसा प्रयास करेंगे तो उसका नतीजा यह होगा कि आप उसको समझा तो नहीं ही पाएँगे, आपसी संबंधों में कड़वाहट का बीजारोपण कर देंगे। यही बीजारोपण आगे पल्लवित-पुष्पित होकर तलाक के रूप में फलित हो जाएगा। अतः ऐसी स्थिति न आने दें। हम हमेशा कमजोर पक्ष पर हाथ उठाते हैं। अगर सामनेवाला हमसे मजबूत है तो उस पर मारने के लिए न हम हाथ उठाएँगे, न अपशब्द कहेंगे। अपनी पत्नी-बच्चों को कमजोर समझकर हाथ उठाने एवं अपशब्द कहने के प्रयास से विरत रहें। अकसर पत्नी की माँग को पूरा करने में पति कतराते हैं। लेकिन पत्नी की माँग को पूरा करने की जिम्मेदारी पति की है। कारण, पति ने ही तो पत्नी की माँग भरी है। जब माँग तुमने भरी है तो उसकी माँग की पूर्ति कोई दूसरा नहीं करेगा।

यह भी देखा गया है कि पति अपनी पत्नी के माता-पिता तथा परिवारवालों के प्रति भी अपशब्द कहते हैं और यह सर्वथा अनुचित है। कभी पत्नी के परिवार वालों के लिए अपशब्दों का प्रयोग न करें। जब तक आप करते रहेंगे, आपके घर में सुख-शांति नहीं रहेगी और पति-पत्नी का खिंचाव बना रहेगा। पत्नी भी अपने माता-पिता तथा परिवार की प्रशंसा अपनी ससुराल में करने से परहेज रखे। कारण यह भी सुख-शांति में कमी लाएगा तथा दूरियाँ बढ़ाएगा। शादी के बाद पत्नी को अपनी ससुराल को ही अपना मुख्य घर मानना चाहिए तथा पत्नी के माता, पिता या भाई को उसकी ससुराल में हस्तक्षेप या आलोचना से परहेज करना चाहिए। पत्नी के माता-पिता को हमेशा यही सीख देनी चाहिए कि अब तुम्हारे माता-पिता तुम्हारे सास-ससुर ही हैं तथा तुम्हारे भाई-बहन तुम्हारे जेठ-देवर तथा ननद ही हैं। पत्नी को सुख उसकी ससुराल ही देगी, अतः ससुराल में ही वह सुख-शांति खोजे। पति भी अपनी ससुराल से धन की अपेक्षा न करे। अपनी पत्नी को ही दहेज समझकर प्यार करे। अगर अपेक्षा करेगा तो धन मिलेगा या नहीं मिलेगा, लेकिन उसका दांपत्य जीवन अशांत जरूर हो जाएगा। पति को यह मानकर चलना चाहिए कि

जिस परिवार ने अपनी कन्या दी है, वही हमारे लिए सबसे बड़ी संपत्ति है। ऐसी स्थिति में पति जब अपनी ससुराल जाएगा तो वहाँ उसका दामाद की तरह पूरा सम्मान होगा तथा पत्नी भी अपने मायके जाएगी तो उसे भी माता-पिता एवं परिवार का सहज प्यार तथा सुख मिलेगा।

पति हमेशा यह अनुभव करे कि मेरी सफलता का रहस्य मेरी पत्नी की प्रेरणा ही है। पति-पत्नी को जब साथ रहना है तो एक-दूसरे की कमजोरियों के साथ निर्वाह करना होगा। दोनों को हमेशा अपना स्वास्थ्य भी ठीक रखना चाहिए। स्वास्थ्य को ठीक रखने के लिए सूर्योदय के पहले उठना, प्रातः भ्रमण करना, थोड़ा योग करना, संतुलित भोजन करना, गरिष्ठ भोजन से परहेज करना तथा मन को भी शांत रखना आवश्यक है। मन में भी अनावश्यक तथा दूसरों के प्रति गलत धारणा न आने दें। जब तक मन ठीक रहेगा, आप स्वस्थ रहेंगे। उम्र कुछ भी हो जाए, आप अपने प्रयत्न एवं प्रयास से अपने को स्वस्थ एवं सुखी रख सकते हैं। उभय पक्ष में कोई भी अकसर बीमार रहेगा तो परिवार में असंतुलन बढ़ेगा और जिंदगी जीने का आनंद नहीं आएगा। जिंदगी को कभी बोझ न समझें। कभी भगवान् से यह प्रार्थना न करें कि प्रभु, अब हमको जल्दी उठा लेना। कभी आत्महत्या के विचार को भी मन में न आने दें। जिंदगी जीने के लिए है। यमराज या धर्मराज को जब आना हो आएँ, उनसे घबराने या डरने की आवश्यकता बिलकुल नहीं है। जिंदगी की रंगीनी का भरपूर आनंद लें। मांस-मदिरा से परहेज रखें। आध्यात्मिक पुस्तकों को जरूर पढ़ें। उनके पढ़ने से जीवन को एक दिशा मिलेगी। दिशा ठीक होगी तो दशा में सुधार आना निश्चित है। आपस में घर में कभी-कभी हँसी-मजाक भी कर लेना चाहिए, ताकि उमंग एवं उल्लास का वातावरण बना रहे।

हर हिंदू परिवार में पत्नी की इच्छा रहती है कि पति के सामने मेरी मृत्यु हो। मुझसे भी मेरी पत्नी ने यही इच्छा व्यक्त की तो मैंने पत्नी से कहा कि जब तक तुम्हें देखता रहूँगा, मेरी मृत्यु नहीं होगी। तुम देखने लायक बनी रहो, यानी स्वस्थ रहो। मैं नियमित प्रातः भ्रमण तथा योग भी इसीलिए करता हूँ कि आयु लंबी हो। अतः तुम निश्चिंत रहो। मुझे पहले कोई उठा नहीं सकता। पत्नी को हमेशा चंद्रमुखी बनी रहने दें, कभी ज्वालामुखी न होने दें। आदिगुरु शंकराचार्य के अद्वैत मत का कोई प्रतिपादन करता है तो पति-पत्नी। यानी दो शरीर होकर भी एक हैं, यही अद्वैत मत है। हमेशा अपना अद्वैत भाव बनाए रखें। सभी भिन्नताओं में अभिन्नता कायम रखना ही दांपत्य जीवन की सफलता का रहस्य है। जब साथ है तो कमियाँ मत देखो, गुणों की चर्चा करो। गुण देखेंगे तो कमियाँ अपने आप पिघलेंगी। एक

संन्यासी से सद्‌गृहस्थ होना ज्यादा कठिन है। विवाह के यज्ञ में स्वार्थ की आहुति दे दो, प्रेम प्रकट हो जाएगा। नारी शक्ति है एवं पुरुष शक्तिमान है। शक्ति के बिना शक्तिमान का अस्तित्व नहीं और शक्तिमान के बिना शक्ति के लिए कोई स्थान नहीं। पति-पत्नी दोनों यह समझें कि भोगों से कभी सच्चा सुख नहीं मिल सकता। त्याग एवं कर्तव्य-पालन से ही सच्चे सुख की प्राप्ति होती है। हमें जिस बरताव से कष्ट होता हो, वह बरताव दूसरे के साथ कभी नहीं करना चाहिए। यह धर्म का सार तत्त्व है। पति को यह मानना चाहिए कि पत्नी मेरी सहधर्मिणी है, मित्र है; गुलाम नहीं है। ऐसा कोई काम न करें कि दूसरा पक्ष अपमानित अनुभव करे। जिसे अपने अनुकूल बनाना हो, हमें पहले उसके अनुकूल बनना चाहिए, उसकी आलोचना न करके उससे प्रेम करना चाहिए। उसकी अच्छी बातों का हृदय से, वाणी से समर्थन करना चाहिए।

आप ध्यान रखें, विवाद या कलह एक ओर से नहीं होती। कुछ-न-कुछ कारण दोनों ही ओर रहता है। यदि दोनों ओर के कारणों का ठीक-ठीक अध्ययन करके उन्हें दूर करने की चेष्टा की जाए तो विवाद की जड़ कट सकती है।

मैंने इस लेख में केवल व्यावहारिक सिद्धांतों का ही उल्लेख किया है। मुझे पूरा विश्वास है कि इनका पालन करने पर दांपत्य जीवन की कड़वाहट समाप्त हो जाएगी और घर-परिवार में आनंद, उमंग एवं उल्लास का वातावरण बनेगा।

□

12

वृद्धावस्था की समस्या और समाधान

बचपन, जवानी एवं बुढ़ापा—ये हमारे जीवन की तीन आवश्यक अवस्थाएँ हैं। हम यहाँ चर्चा करेंगे कि बुढ़ापा किस उम्र से प्रारंभ होता है और परिवार तथा समाज में रहते हुए उसे सुखद कैसे बनाएँ? जिस दिन हम अपने को वृद्ध मान लेते हैं उसी दिन से हमारी वृद्धावस्था प्रारंभ हो जाती है। तो क्या आजीवन अगर हम अपने को वृद्ध नहीं मानें तो वृद्धावस्था की कठिनाइयाँ एवं बीमारियाँ हमें परेशान नहीं करेंगी? सच मानें तो नहीं करेंगी। आप मानकर तो देखें! अपने को वृद्ध न मानें और न कहें। कोई उम्र पूछे तो बताएँ कि मैं पचासी वर्ष का जवान हूँ। मैंने स्वयं ऐसे व्यक्तियों को देखा है तथा स्वयं भी अपने को वृद्ध नहीं कहता। दुर्गुणों एवं दुर्व्यसनों से अपने को बचाएँ। इतने से ही आपकी जीवन-शैली बदल जाएगी। आप कभी अपने को वृद्ध अनुभव नहीं करेंगे। मेरी इस धारणा में कहीं मुझे शंका नहीं है। यह मेरा सोचा-समझा निश्चित मत है। आप चाहें तो प्रयोग करके देख लें।

उम्र जब बढ़ती है तो इंद्रियाँ शिथिल एवं दुर्बल होती जाती हैं। इन्हें भी शिथिलता एवं दुर्बलता से बचाएँ। कैसे? प्रात: भ्रमण एवं योग से। ये दोनों क्रियाएँ नियमित होनी चाहिए। नियम में किसी भी प्रकार की अनियमितता नहीं आनी चाहिए। आप जहाँ भी रहें—चाहे देश में या विदेश में—लेकिन ये दोनों क्रियाएँ अवश्य करें। ये दोनों क्रियाएँ नियमित अभ्यास एवं वैराग्य बुद्धि से होनी चाहिए। हमने अगर भ्रमण एवं योग तो नियमित कर लिया, लेकिन अन्य क्रियाओं में वैराग्य-वृत्ति का अभाव हो गया तो उन दोनों क्रियाओं का यानी भ्रमण एवं योग का पूर्ण लाभ नहीं मिलेगा। वैराग्य-वृत्ति का अर्थ समझने लायक है। हम भोजन में वैराग्य वुत्ति की जगह भोग-वृत्ति या स्वाद-वृत्ति रखेंगे तो लाभ या तो कम मिलेगा

या नहीं मिलेगा। यानी भोजन में वैराग्य-वृत्ति का आना अति आवश्यक है। स्वाद के लिए भोजन नहीं करेंगे अपितु जीवित रहने के लिए करेंगे। इसी प्रकार, हमारी बाकी सभी क्रियाएँ भोग-वृत्ति की न होकर वैराग्य-वृत्ति की हो जाएँगी तो आप अनुभव करेंगे कि जीवन में एक नए जीवन का प्रारंभ हो रहा है और आयु-जनित समस्याएँ हमें परेशान नहीं करेंगी।

हमारे ऋषियों एवं आचार्यों ने सौ वर्ष के जीवन को चार भागों में बाँटा था। प्रत्येक भाग पच्चीस-पच्चीस वर्ष का होता था। ब्रह्मचर्याश्रम, गृहस्थाश्रम एवं वानप्रस्थाश्रम के बाद संन्यासाश्रम प्रारंभ होता है—पचहत्तर वर्ष के बाद का जीवन। इसके पहले कि हम संन्यासाश्रम की चर्चा करें, वानप्रस्थाश्रम क्या है, यह समझने लायक है। यह अवस्था पचास से पचहत्तर वर्ष तक चलती है। जब हम पचास वर्ष के होते हैं तो हमारा पुत्र गृहस्थाश्रम में प्रवेश कर जाता है। हम चाहे किसी व्यवसाय में हों, लेकिन पुत्र के गृहस्थाश्रम में प्रवेश करते ही अपना कार्यभार हलका करना प्रारंभ कर दें और पुत्र का कार्यभार बढ़ाते चले जाएँ। वानप्रस्थ अवस्था पूरी होते ही आप पुत्र को पूरा कार्यभार देकर संन्यासाश्रम में प्रवेश करें। अभी तक हमारा जीवन अपनी गृहस्थी तक सीमित था, लेकिन संन्यासाश्रम में जाते ही हम परमार्थ-प्रधान हो गए। अब हमारा स्वार्थ कुछ नहीं है। इस अवस्था में घर में भी रहने का विधान नहीं है। अपने रहने के लिए संन्यासाश्रम उपयुक्त है। जीवन को उसी के अनुकूल ढाल दिया और बढ़ी उम्र की सारी परेशानियों से अपने को बचा लिया। सच मानें तो हमारे ऋषियों की यह सोच अत्यंत वैज्ञानिक एवं उपयोगी थी। इससे बढ़िया कोई अवस्था हो नहीं सकती।

पहले संयुक्त परिवार था। संयुक्त परिवार की व्यवस्था थी कि परिवार में एक-दूसरे की कमजोरियों को निर्वाह कर चलें एवं एक-दूसरे की अच्छाई को लेकर आगे बढ़ें। हर व्यक्ति में कुछ अच्छाई और कुछ बुराई है, यह निर्विवाद है। अत: एक-दूसरे की अच्छाइयाँ लेना और आगे बढ़ना ही संयुक्त परिवार का लक्ष्य एवं उद्देश्य था। लेकिन जब संयुक्त परिवार की अवधारणा ही छिन्न-भिन्न होने लगी तो वृद्धों की समस्या बढ़ने लगी। दो पीढ़ियों का साथ रहना मुश्किल हो गया। पिता न तो पुत्र के साथ रह पाता है और न सास बहू के साथ रह पाती है। इस अवस्था ने ही वृद्धों की समस्या बढ़ाई है। अब देखना है कि संयुक्त परिवार की ऐसी अवस्था में वृद्धों को क्या करना चाहिए। बचपन, जवानी एवं बुढ़ापा का अपना-अपना चरित्र है। बचपन हमेशा वर्तमान में जीता है। उसे न अतीत सताता है और न भविष्य। जवान हमेशा भविष्य की बात करता है कि हम ऐसा करेंगे, वैसा

करेंगे। वृद्ध हमेशा अतीत में सोचता है कि हमने ऐसा किया, वैसा किया। वृद्ध के पास अपने अनुभव की अकूत संपत्ति है। वह चाहता है कि मेरा पुत्र मेरा अनुभव लेकर आगे बढ़े। लेकिन पुत्र अगर अनुभव लेने से कतराता है तो वृद्ध की समस्या प्रारंभ हो जाती है। जब ऐसी अवस्था हो तो वृद्ध को क्या करना चाहिए? पहले तो बच्चों को बिना माँगे राय देना बंद करना चाहिए। कारण, बिना माँगे राय देने का महत्त्व नहीं होता। वृद्ध के सामने बच्चा बोलता नहीं। वृद्ध समझ नहीं पाता कि मेरी राय पुत्र को अच्छी लगी या खराब। लेकिन उठकर अन्यत्र कहीं पुत्र अपनी प्रतिक्रिया व्यक्त कर देगा और उस विपरीत प्रतिक्रिया का वृद्ध को जैसे ही पता लगे तो सबसे पहला काम करे कि अनावश्यक एवं बिना माँगे राय देना बंद कर दे। हर पिता चाहता है कि पुत्र को हमने पच्चीस वर्ष तक पाला-पोसा, बड़ा किया। उसे पालने के सारे कष्ट सहे। अब पुत्र भी हमें कम-से-कम पच्चीस वर्ष तो बदले में पाले ही। जैसे मैंने उसे पालने में कष्ट सहे, वैसे पुत्र भी मुझे पालने का कष्ट उठाए। दूसरी समस्या है आर्थिक तंगी की। पुत्र जब आर्थिक सहायता देना बंद कर देता है या आवश्यकता से कम देता है तो माता-पिता को कष्ट होना स्वाभाविक है। ऐसी अवस्था में प्रत्येक वृद्ध को यह संदेश देना चाहता हूँ कि अर्जित संपत्ति का एक अंश अपने पास अवश्य सुरक्षित रखें। यह अंश इतना होना चाहिए कि आप जीवन-पर्यंत आर्थिक कठिनाई का अनुभव न करें। अपनी अर्जित कमाई में से पुत्रों को देते समय इस बात का खयाल रखें कि अपना हिस्सा जरूर अपने पास रखना कि पुत्र के सामने पैसे के लिए हाथ न फैलाना पड़े।

आजकल परिवार का अर्थ बदल गया है। परिवार यानी पति-पत्नी एवं उनके बच्चे। अब माता-पिता बोझ हो गए हैं। वृद्धजनों के पास देने के लिए बहुत कुछ होता है। उनका अनुभव, कौशल तथा आशीर्वाद अमूल्य है; लेकिन इस अमूल्य संपत्ति का मूल्यांकन ही नगण्य हो जाए तो वृद्ध की समस्या बढ़ जाती है। वृद्धावस्था में समस्याएँ केवल आर्थिक ही नहीं होती हैं, शारीरिक तथा मानसिक भी हो जाती हैं। आर्थिक समस्या को दूर करने की तो पहले चर्चा की गई है। शारीरिक समस्या को दूर करने के लिए हमने अभ्यास एवं वैराग्य-वृत्ति से भ्रमण एवं योग करने की ओर ध्यान आकृष्ट किया। मानसिक समस्या को दूर करने के लिए वृद्ध अपने को व्यस्त रखें। खाली रहना ही चिंता का कारण हो जाता है। समाज-सेवी संस्थाओं में समय देकर सेवा-धर्म का विस्तार करें। अध्यात्म एवं धार्मिक प्रवचनों को सुनें। जो अच्छी बात लगे, उसे नोट कर लें तथा जीवन-पद्धति को तदनुसार ढालने का प्रयत्न करें। सत्-साहित्य पढ़ने में, सत्कर्म करने में अपनी अभिरुचि

बढ़ाएँ। हमउम्र लोगों से मिलना-जुलना जारी रखें। हमउम्र में भी उन्हीं लोगों से ज्यादा मिलना चाहिए, जिनका जीवन भारस्वरूप न हो, जो उमंग एवं आनंद से भरे हों, जो जीवन को बोझ न समझें। जिन्होंने एक जीवन-शैली अपनाकर अपने को प्रसन्न एवं आनंदित कर रखा हो, ऐसे लोगों से मिलना आपको भी आनंद एवं शांति प्रदान करेगा।

'60 के दशक में औसत उम्र पच्चीस वर्ष थी। लेकिन पोषक आहार,चिकित्सा सुविधाओं का विस्तार और बेहतर रहन-सहन ने हमारी औसत आयु बढ़ा दी। आज हमारे देश में साठ से ऊपर की आयुवाले कम-से-कम आबादी के 10 प्रतिशत यानी 10 करोड़ व्यक्ति हैं। वृद्धों की समस्या उम्र नहीं, उनकी उपेक्षा है। यह उपेक्षा ही उनमें मानसिक तनाव एवं दबाव पैदा करती है। यह दबाव एवं तनाव उनमें हृदय रोग तथा अन्य रोग पैदा करता है। उम्र के कारण प्राय: रक्तचाप, साँस संबंधी कष्ट तथा प्रोस्ट्रेट रोग उत्पन्न होते हैं। शुगर की बीमारी भी परेशान करती है। इन आयु-जनित रोगों से बचने के लिए क्या करना चाहिए? जहाँ योग, भ्रमण, अभ्यास, वैराग्य सहायक हों वहाँ चिकित्सा सुविधा या शल्य-क्रिया से अपने को बचा के रखें। अगर करनी ही पड़े तो अपना परिवार या संबंधी गण या समाज के लोग सहयोग देने को तैयार हो जाएँगे। अपने को परमार्थ कार्य में व्यस्त रखना तथा अध्यात्म की ओर अपने मन को झुकाना भी आपके कष्ट दूर करेगा। अपने बच्चों की बुराई करना या उन्हें हमेशा डाँट-डपट करना बंद कर दें। अगर करना है तो बच्चे-बहुओं की प्रशंसा करें। बच्चों के काम में सहयोग किसी भी प्रकार से कर सकें तो सहर्ष करें। बच्चों को यह अनुभव कराएँ कि माता-पिता की सेवा करना उनका धर्म एवं कर्तव्य है। वे भी कभी वृद्धावस्था को प्राप्त होंगे और उन्हें भी अपने बच्चों से सहयोग की आवश्यकता होगी। जीवन से कभी निराश एवं परेशान न हों। कष्ट को भी जीवन का एक आवश्यक अंग मानकर चलें। हमेशा अपने को प्रसन्नचित्त, उत्साह से भरा हुआ मानें तथा यह न समझें कि मेरे पास अब है क्या। यह न कहें कि मैं तो अब चुक गया। प्रत्येक व्यक्ति अच्छाइयों का भंडार है और वह अपने अनुभव से उन अच्छाइयों का सदुपयोग होने दे। आप देखेंगे कि जितना ही आपकी अच्छाइयों का सदुपयोग होता जाएगा, आपकी प्रसन्नता बढ़ती जाएगी। अपनी परेशानियों से न तो परेशान हों और न दबे रहें। अपनी परेशानियों में भी प्रसन्न रहें तो बढ़ती उम्र कभी परेशान नहीं करेगी।

□

13

बढ़ती उम्र का सौंदर्य

अपने ऋषि-मुनियों से हम 'शतं जीवेत्' का आशीर्वाद माँगते हैं। साथ-साथ यह आशीर्वाद माँगते हैं कि सौ वर्ष तक सारी इंद्रियाँ काम करती रहें। बीमार या मूर्च्छित अवस्था में रहने का आशीर्वचन नहीं माँगते। हम जानते हैं कि मनुष्य की निश्चित आयु एक सौ वर्ष है। यह तभी होगा जब हम प्रकृति के सिद्धांतों के अनुकूल चलें। अगर हम शरीर या मन के साथ जबरदस्ती करेंगे तो हमारी आयु क्षीण होना स्वाभाविक है। हमारे देश में प्रायः सत्तर से अस्सी की आयु के बीच लोगों को दिवंगत होते देखा जाता है। बढ़ती उम्र की परेशानियाँ चालीस की उम्र के बाद प्रारंभ होती हैं और वे परेशानियाँ पचास के बाद अधिक महसूस होने लगती हैं।

वृद्धावस्था से उम्र का कोई संबंध नहीं है। हमने पचासी वर्ष के जवान देखे हैं और बीस वर्ष का वृद्ध भी देखा है। मुझे मुंबई में पचासी वर्ष के एक युवा मिले। उनकी चाल, व्यवहार, बोली, काम, हँसी आदि में उम्र की कोई परेशानी नहीं थी। उन्मुक्त हास्य था। बिना लकड़ी-लाठी के सीधे चलते थे। स्वयं भी प्रसन्न रहते थे और जो उनके संपर्क में आता था, उसे भी प्रसन्न करते थे। इसी प्रकार बीस वर्ष के एक बूढ़े को देखा, जो जीवन से उदास एवं निराश था। उसके जीवन में न उत्साह था और न उमंग। जवानी में कुछ कर गुजरने का जोश गायब था। शरीर में झुर्रियाँ पड़ेंगी, लेकिन जीवन जीने का उत्साह-उमंग हो तो ऐसे व्यक्ति के लिए शरीर बोझ नहीं है। वृद्धावस्था की परिभाषा यही है कि हम अपने को जिस दिन वृद्ध मान लेंगे उसी दिन वृद्धावस्था हमारे लिए बोझ बन जाएगी।

अब प्रश्न है कि बढ़ती उम्र का सौंदर्य क्या है ? यही जीवन जीने की कला

है। अपने सक्रिय जीवन के बाद साठ या सत्तर की उम्र में व्यक्ति को अपनी दिनचर्या में परिवर्तन लाना चाहिए। इस उम्र के बाद अध्यात्म की ओर झुकाव लाना होगा। जो मनुष्य अपना जीवन परोपकार, समाज-सेवा, स्वबोध की साधना यानी स्वयं की खोज, स्वाध्याय आदि में लगाते हैं, उनकी आसक्तियाँ स्वत: धीरे-धीरे कम होती चली जाती हैं। आसक्ति-रहित अवस्था ही जीवन का सौंदर्य है। इस प्रकार का जीवन जीनेवाले सक्रिय व्यक्ति के लिए मृत्यु भी सहज एवं सुखद हो जाती है। मृत्यु का भय समाप्त हो जाता है।

अगर देखा जाय तो बचपन अबोध अवस्था है, जवानी बोध अवस्था एवं वृद्धावस्था एक परिपक्व बोध अवस्था है। प्रत्येक वस्तु अपनी पूर्ण परिपक्व अवस्था में अधिक आकर्षक एवं मधुर हुआ करती है। इस प्रकार बुढ़ापा एक बहुत अच्छी अवस्था, एक पका हुआ फल है। कच्चा फल खट्टा होता है। जो पक जाता है, उसमें मिठास आ जाती है, सुगंध एवं सुंदरता बढ़ जाती है। बुढ़ापा जीवन की मिठास है। मनुष्य का वास्तविक जीवन ही पचास वर्ष के बाद प्रारंभ होता है। इसी समय अनुभव के साथ-साथ बुद्धि एवं विवेक का संचय होता है। इस प्रकार, वृद्धावस्था मानव जीवन का सर्वोच्च शिखर है। बढ़ती उम्र के सौंदर्य का अनुभव करने के लिए आवश्यक है कि जिंदगी को अपनी बनाई नियमावली के अनुसार चलाएँ। जवानी में शरीर एवं मन के साथ थोड़ा जबरदस्ती कर लेते हैं तो शरीर झेल लेता है, लेकिन बढ़ती उम्र में झेलने में दिक्कत आएगी। अत: शरीर एवं मन को एक सरल नियमावली में आबद्ध कर लें तो सुखी रहेंगे।

अपने अनुभवों का ज्ञान बच्चों को कराएँ। ऐसा कभी न मानें कि बढ़ती उम्र के कारण आप कुछ नहीं कर सकते। अपनी प्रतिष्ठा बनाए रखें। काम चाहे धीरे हो, पर वह नियोजित रूप से हो। भोजन में जिह्वा और मन का संयम आवश्यक है। भोजन का असंयम आपको परेशानी में डाल देगा। अत: भोजन किस प्रकार का करें तथा कितनी मात्रा में करें एवं कब खाएँ आदि पर विशेष सावधानी बरतने की आवश्यकता है। 'पेट नरम, पैर गरम एवं सिर ठंडा; घर में आवे वैद्य मार दो डंडा' वाली कहावत को जीवन में अपनाएँ। पेट नरम यानी पेट साफ रहे। हलका एवं सात्त्विक भोजन करें। खूब जल पीएँ। प्रात: उठने के समय जल का सेवन पेट को साफ रखता है। पैर गरम अर्थात् पैरों से खूब काम लें। आलस्य से बचें। सूर्योदय से पहले उठें, नित्य तेज गति में दो-तीन मील खुली जगह में भ्रमण करें। नियमित व्यायाम तथा आसान करें। इससे ताजगी तथा स्फूर्ति बनी रहेगी। ताजा हवा, सूर्य का प्रकाश और पर्याप्त श्रम—यही शरीर के लिए आवश्यक है। सिर ठंडा यानी चिंता, भय, खासकर क्रोध, तनाव आदि

विकारों से मुक्ति, जिससे मन एवं मस्तिष्क शांत रहे।

वृद्धावस्था आते ही धमनियों व रीढ़ की हड्डी में अकड़न आ जाती है। जो आदमी ज्यादा जिद्दी प्रकृति का होता है वह जल्दी बूढ़ा होता है। क्रोध, भय और काम का आवेश जितना तीव्र होगा, वृद्धावस्था उतनी ही दु:खदायी होगी। प्राय: बूढ़े आदमी अनावश्यक चिंताएँ करते रहते हैं। नियंत्रण शक्ति कमजोर हो जाती है, तब स्वभाव चिड़चिड़ा हो जाता है। तनावों से मुक्ति पाने के लिए ध्यान-साधना बहुत आवश्यक है। यह बुढ़ापे को सुखदायी बना देता है। मैं स्वयं विपश्यना ध्यान-साधना को आवश्यक मानता हूँ। अगर ध्यान-साधना से स्वबोध जाग्रत् हो जाए तो जीवन जीने की कला आ जाएगी, तनावों से मुक्ति मिलेगी। पुरानी खट्टी यादें परेशान नहीं करेंगी। भविष्य की कल्पना करने में आप समय बरबाद नहीं करेंगे। वर्तमान का प्रत्येक क्षण आनंददायक हो जाएगा। कटुता भरे विचारों से छुटकारा मिलेगा और सबके प्रति प्रेम जाग्रत् होगा।

हमेशा प्रसन्न रहें। खूब हँसिए, औरों के हँसाइए। बच्चों से अधिक मेल-जोल बढ़ाएँ। बच्चों के साथ का एक विशेष आनंद मिलता है। अपनी बीमारी, विशेषकर दर्द आदि को लाड़-प्यार से न देखें। अपनी बीमारी की बात बढ़ा-चढ़ाकर दूसरों से कहकर सहानुभूति पाने की आशा करना मूर्खता है। जिंदगी जिंदादिली का नाम है। जिसके जीवन में बेफिक्री है, वही वास्तव में युवा है। जो व्यक्ति बढ़ती उम्र में भी अपने आपको सक्रिय बनाए रखता है, जो अपने उत्साह एवं उमंग को कभी ठंडा नहीं पड़ने देता, वह जीवनपर्यंत युवक बना रहता है। हमेशा प्रसन्न व सक्रिय रहना सदा जवान बने रहने का अचूक नुस्खा है। उम्र से कोई बूढ़ा नहीं होता। जिस दिन व्यक्ति अपने को बूढ़ा मान लेगा, उसी दिन से वृद्धावस्था उसे परेशान करना प्रारंभ कर देगी। प्रश्न है कि आजीवन अगर अपने को वृद्ध नहीं मानेंगे तो वृद्धावस्था की कठिनाइयाँ एवं बीमारियाँ हमें परेशान नहीं करेंगी? आप सच मानें, नहीं करेंगी। आप मानकर तो देखें। अकारण क्रोध न करना। क्रोध करना भी पड़े तो जहाँ तक बने उसे अपने वश में करें, क्योंकि प्यार से किसी को जितना सुधारा जा सकता है उतना क्रोध से नहीं। मर्यादित क्रोध करें। दुर्गुणों एवं दुर्व्यसनों से अपने को दूर रखें। इतने से जीवन-शैली बदल जाएगी। आप कभी अपने को वृद्ध अनुभव नहीं करेंगे। आप स्वयं बढ़ती उम्र के सौंदर्य का अनुभव करेंगे। बढ़ती उम्र बोझ न बनकर आपके लिए वरदान बनेगी।

□

14

गोमूत्र से कैंसर रोगी को जीवनदान

कैंसर एक ऐसी बीमारी है, जिसका नाम सुनते ही हम भयभीत हो जाते हैं। चिकित्सा विज्ञान में कैंसर की बीमारी का कारण आज तक समझ में नहीं आया कि यह बीमारी होती क्यों है। मैंने कैंसर की बीमारी से ग्रस्त होकर संतों, महात्माओं, डॉक्टरों, विद्वानों, उद्योगपतियों, राजनेताओं आदि सभी वर्ग के लोगों को मरते देखा है। कहते हैं कि कैंसर की बीमारी के चार स्टेज होते हैं—यानी पहला, दूसरा, तीसरा एवं चौथा। पहले तथा दूसरे स्टेज का रोगी तो प्राय: एलोपैथी दवाओं एवं ऑपरेशन से ठीक हो जाता है। तीसरे स्टेज के रोगी की संभावनाएँ जीवित रहने की कम हो जाती हैं तथा चौथे स्टेज का रोगी तो बच ही नहीं पाता।

एक बार गीता प्रेस द्वारा प्रकाशित धार्मिक पत्रिका 'कल्याण' में मैंने पढ़ा कि गोमूत्र के सेवन से कैंसर का रोगी ठीक हो गया। ऐसे रोगी का चिकित्सा विज्ञान के अनुसार ठीक होना आश्चर्यजनक था। हमारे ही घर में मेरी पुत्रवधू को पेट तथा फेफड़े में पानी भर गया। उस पानी की जाँच होने पर कैंसर प्रमाणित हो गया। जाँच एवं इलाज हेतु तुरंत मुंबई के टाटा मेमोरियल अस्पताल में लेकर गया। यह अस्पताल हमारे देश में कैंसर के इलाज के लिए सबसे बड़ा प्रामाणिक एवं प्रसिद्ध अस्पताल माना जाता है। इस अस्पताल में देश-विदेश के काफी रोगी कैंसर के इलाज हेतु आते हैं। काफी बड़ा अस्पताल है और सारी व्यवस्थाएँ अत्यंत आधुनिक एवं सुव्यवस्थित हैं। हमारी पुत्रवधू को देखकर डॉक्टरों ने तीसरे स्टेज का कैंसर बताया और ज्यादा समय तक जीवन की संभावना के प्रति शंका जताई। हम लोग एकदम घबरा गए। डॉक्टरों ने कहा कि पहले इनको तीन कीमोथेरैपी देनी पड़ेगी, उसके बाद ही जाँच होने पर आगे देखना पड़ेगा कि कीमोथेरैपी कितनी प्रभावी रही। एक

कीमोथेरैपी से दूसरी कीमोथेरैपी में इक्कीस दिनों का अंतराल होता है। कीमोथेरैपी में शरीर के सारे बाल झड़ जाते हैं और रोगी का चेहरा बदसूरत हो जाता है।

जब मुंबई में कैंसर का होना प्रमाणित हो गया तो हमें 'कल्याण' के गोमूत्र समाचार की याद आई। पता लगा कि गोमूत्र पर 'गोमूत्र चिकित्सा मार्गदर्शिका' नाम की पुस्तक इंदौर के गोमूत्र चिकित्सा एवं अनुसंधान केंद्र से प्रकाशित हुई है। यह पुस्तक वाराणसी में ही एक सज्जन ने हमें उपलब्ध करा दी। उस पुस्तक में 'गोमूत्र' को चलता-फिरता चिकित्सालय बताया गया है। उसमें औषधियों का भंडार है। गोमूत्र चिकित्सा-पद्धति से अनेक साध्य-असाध्य रोगों का इलाज किया जाता है। इंदौर स्थित गोमूत्र चिकित्सा एवं अनुसंधान केंद्र ने पिछले कई वर्षों के अनुसंधान में यह निष्कर्ष निकाला कि एड्स, अजीर्ण, दस्त, एसिडिटी, मिर्गी, चक्कर आना, कैंसर, पाइल्स, प्रोस्टेट, डायबिटीज, कब्जियत, अल्सर, गैस, एनीमिया, एक्जीमा, प्लीहा-वृद्धि, बहुमूत्रता, मुख रोग, लीवर रोग, ब्लड प्रेशर, कर्ण रोग, कृमि, कफ, दंत रोग, दाद, धातुक्षीणता, नेत्र रोग, जुकाम, किडनी रोग, त्वचा रोग, माइग्रेन, सिरदर्द, अस्थमा, स्त्री रोग, हृदय रोग व हेपेटाइटिस 'बी' को गोमूत्र से दूर किया जा सकता है। अनुसंधान केंद्र ने बताया कि गत दो वर्षों से विभिन्न बीमारियों के लगभग 50 हजार मरीजों को गोमूत्र चिकित्सा-पद्धति का मार्गदर्शन दिया गया। अधिकांश चमत्कारिक रूप से लाभान्वित हुए। उक्त पुस्तक में जो नुस्खे दिए गए वे सब अनुभव पर आधारित हैं।

मैंने जब उस पुस्तक को पढ़ा तो याद आया कि हमारे धर्म-शास्त्र बताते हैं कि गाय में 33 करोड़ देवताओं का वास है। गाय को अति धार्मिक बताया गया है। गाय की अति धार्मिकता के कारण सूत्र बना कि जो चीज जितनी धार्मिक है वह उतनी ही उपयोगी है। गाय ही एक मात्र ऐसा जानवर है, जो ऐसी चीजों का सेवन करती है जिसका सेवन मनुष्य द्वारा नहीं किया जा सकता जैसे—गेहूँ व चावल हम खाते हैं, उसका भूसा गाय खाती है। दाल हम खाते हैं, उसका छिलका (चूनी) गाय खाती है। आटा हम खाते हैं, चोकर गाय खाती है। तेल हम खाते हैं, जबकि उसकी खली गाय खाती है। इन बेकार की चीजों को खाकर भी गाय हमें अमृत सरीखा दूध देती है। विष्ठा सभी का अपवित्र माना जाता है, लेकिन गाय का गोबर पवित्र माना जाता है। गोबर के कितने-कितने उपयोग हैं। हम गोइँठा (उपले) बनाकर जलाने का काम लेते हैं। गोबर गैस जलाने एवं घरों को प्रकाशित कराने के काम आती है। रासायनिक खादों से खेत ऊसर होते जा रहे हैं। खेतों की उर्वरा शक्ति को बनाए रखने के लिए गोबर की खाद प्रयोग में लाई जाती है। आयुर्वेद में गोबर से बने

पंचगव्य का सेवन कई प्रकार की बीमारियों का इलाज है। हम जिस भूमि पर पूजन करते हैं, उस स्थान पर गोबर का लेप करके शुद्ध बना लेते हैं। गोमूत्र कितना उपयोगी है, उसकी चर्चा हम इस लेख में कर ही रहे हैं। यानी गोमूत्र एवं पंचगव्य हमें रोगमुक्त करता है और गाय का दूध हमें सुंदर एवं स्वस्थ बनाता है।

हमारी बहू को कैंसर होने का निर्धारण होने पर अंग्रेजी दवाओं के साथ हमने गोमूत्र-सेवन भी प्रारंभ करवा दिया। उसके सेवन की विधि इस प्रकार है। देशी गाय मय बछिया के खरीदी गई। दिन में दो बार सुबह-शाम बछिया के मूत्र को 50 मि.ली. की मात्रा में कपड़े की आठ परत से एक छोटी चम्मच गोबर मिलाकर छाना गया। सुबह खाली पेट उसका सेवन कराया। सेवन के बाद भी एक घंटे तक कोई आहार न खाना और न पीना। शाम को खाना खाने के दो घंटे पहले पुन: 50 मि.ली. लेना तथा पुन: एक घंटे तक खाना-पीना मना है।

गोमूत्र के साथ श्यामा तुलसी की 31 पत्तियों का रस तथा उतना ही शहद सुबह 10 बजे तथा सायं 4 बजे लेने की व्यवस्था करनी है।

गेहूँ के जवारे 25 बाल का रस सुबह 7 बजे तथा सायं 5 बजे लेने का विधान है।

छिलका सहित कच्ची लौकी का रस, उसमें एक चुटकी सोंठ तथा एक चुटकी काली मिर्च, 5-5 पत्ती तुलसी एवं पुदीना के रस के साथ एक गिलास़ दिन में एक बार कभी लिया जा सकता है। देशी गाय का घी तथा ताजा दही का सेवन करना चाहिए। खट्टी चीजें इमली, अमचूर आदि वर्जित हैं। नींबू का सेवन किया जा सकता है। मदिरापान, धूम्रपान, मिर्च-मसाला, मांसाहार का सेवन मना है।

जिस गाय-बछिया के दूध, दही, घी, गोमूत्र का सेवन करें उसे खरी, कराई के साथ हरा चारा खिलाना उत्तम है।

अंग्रेजी दवाएँ जो भी डॉक्टर देते हैं, उसे देते रहेंगे। गोमूत्र तथा अन्य का सेवन अंग्रेजी दवाओं के साथ चलेगा। गोमूत्र तथा अन्य के सेवन का कोई साइड इफेक्ट नहीं होता।

गोमूत्र चिकित्सा तथा अनुसंधान केंद्र, इंदौर द्वारा निर्मित सेंसोक्योर की 2-2 गोली दिन में तीन बार सेवन करना उचित है। एक और तरल पदार्थ 'एक्सल' नाम का है, उसका आधा-आधा चम्मच सुबह-शाम दूध में मिलाकर सेवन करने की सलाह है।

सामान्य भोजन रोटी-चावल-दाल-सब्जी आदि खाने की छूट है।

गोमूत्र को शीशे की बोतल में आठ-दस दिनों तक रख सकते हैं, खराब नहीं

होगा। हाँ, गोमूत्र के साथ गोबर तो ताजा ही मिलाना होगा।

तीन कीमोथेरैपी के बाद पुनः मुंबई में डॉ. आडवाणी को दिखाया तो उन्होंने ऑपरेशन की सलाह दी और इसके लिए कैंसर के प्रसिद्ध सर्जन डॉ. पी.वी. देसाई को दिखाने के लिए कहा। डॉ. देसाई ने ऑपरेशन की सलाह दी और बताया कि तीन चीजें निकालेंगे—ओवरी, यूटेरस और ओमेंटम। उन्होंने ऑपरेशन करके तीनों को निकाल दिया। ऑपरेशन के बाद भी 21-21 दिनों के अंतराल पर तीन बार कीमोथेरैपी कराने की डॉ. देसाई ने सलाह दी। पुनः तीनों कीमोथेरैपी के छह हफ्ते बाद उन्होंने जाँच हेतु मुंबई आने की सलाह दी। हम मुंबई गए और डॉ. आडवाणी ने अल्ट्रासाउंड तथा सी.ए. 125 की जाँच में पाया कि अब कैंसर का असर शरीर के किसी अंग में नहीं है। उन्होंने यह भी कहा कि यह मरीज आश्चर्यजनक ढंग से ठीक हो गया। जिस कैंसर मरीज के ठीक होने में संदेह हो, वह एकदम ठीक हो जाए तो इसे गोमूत्र का चमत्कार ही मानना चाहिए। कारण, एलोपैथी में इस तरह के रोगी के ठीक होने की संभावनाएँ नहीं के बराबर रहती हैं। केवल कुछ अधिक दिनों तक जीने को मिल जाता है।

सभी कैंसर रोगियों को मेरी सलाह है कि तत्काल गोमूत्र का सेवन प्रारंभ कर दें। इस संबंध में गोमूत्र चिकित्सा एवं अनुसंधान केंद्र, इंदौर से संपर्क करके पुस्तक प्राप्त करें और उनके द्वारा दिए गए अनुभूत प्रयोगों से लाभ उठाएँ। गोमूत्र से लाभ के केंद्रों की स्थापना अन्य शहरों में भी होनी चाहिए। अन्य चिकित्सा पद्धतियों में जो रोग लाइलाज है, उसका गोमूत्र से इलाज होना प्रकृति का चमत्कार ही है। इसीलिए हमारे ऋषियों ने गाय को सर्वोच्च धार्मिकता प्रदान की है। गाय केवल पूजन की चीज नहीं है, गोदुग्ध, गोघृत, छाछ, गोबर, गोमूत्र—'पंचगव्य' का सेवन हमें स्वास्थ्य एवं सुंदरता प्रदान करता है।

□

15

प्रकृति की अनुपम देन : पीपल

भगवान् श्रीकृष्ण ने 'श्रीमद्‍भगवद्‍गीता' में कहा है कि मैं वृक्षों में अश्वत्थ (पीपल) वृक्ष हूँ। पीपल में तो कोई ऐसा फल भी नहीं लगता, जिसके कारण उसको वृक्षों में सर्वोच्च स्थान मिला। जरूर कोई गुण होगा जिसके कारण भगवान् कृष्ण ने वृक्षों में पीपल का वृक्ष होने की बात कही। पीपल के गुणों का अध्ययन करने पर पता लगा कि पर्यावरण को यह वृक्ष निरंतर शुद्ध करता रहता है। प्रकृति में यह अकेला वृक्ष है जो बराबर प्राणवायु 'ऑक्सीजन' छोड़ता है। जबकि अन्य वृक्ष कार्बन डाइ-ऑक्साइड या नाइट्रोजन छोड़ते हैं। हमारा देश गाँवों में बसा है। गाँवों में प्रत्येक घर तथा मंदिर के पास आपको प्राय: एक पीपल का वृक्ष तथा एक नीम का वृक्ष मिल जाएगा। पीपल पर्यावरण को शुद्ध करता है तथा नीम हमारा गृह चिकित्सक है। नीम से हमारी कितनी ही व्याधियाँ दूर होती हैं। आज पर्यावरण को शुद्ध रखना हमारी सबसे बड़ी प्राथमिकता है। हिंदुओं में पीपल, तुलसी, सूर्य, बेल आदि की पूजा की जाती है, क्योंकि उनका हमारे जीवन में अत्यधिक उपकार है। अत: उनकी पूजा कर उनके प्रति हम अपनी कृतज्ञता प्रकट करते हैं। बिजली कंपनी तो अपना बिजली का बिल भेज देगी, लेकिन सूर्य ने कभी अपना बिल नहीं भेजा है। अत: हमारे जीवन में जिन प्राकृतिक तत्त्वों का अत्यधिक उपकार है, उनके प्रति अपनी श्रद्धा प्रदर्शित करना हमारा नैतिक दायित्व है।

भगवान् बुद्ध को गया में पीपल के वृक्ष के नीचे ही ज्ञान प्राप्त हुआ। पीपल के वृक्ष के नीचे आप एकाग्रचित्त होकर बैठकर देखें तो पत्तों के हिलने की कर्णप्रिय आवाज आपकी एकाग्रचित्तता में सहायक होगी। पीपल से निरंतर ऑक्सीजन का निकलना तथा पत्तों की कर्णप्रिय आवाज हमारे चित्त की साधना में साधक बनती है।

हाथी क्या खाता है—अधिकतर पीपल के पत्ते। हाथी दुनिया का सबसे बड़े आकारवाला पशु है। उसमें ताकत भी प्राय: अन्य जानवरों की अपेक्षा अधिक है। इसका अर्थ यह हुआ कि पीपल के गुणों में आकार भी है तथा ताकत भी है। पीपल में जरूर कोई ऐसा गुण होगा जिसके कारण हाथी को आकार तथा शक्ति दोनों ही मिली। ऐसे वृहद् आकार एवं शक्तिवाले हाथी की गरदन ही काटकर गणेशजी को क्यों लगाई गई? गणेशजी महाराज हमारे शास्त्रों के अनुसार बुद्धि-विवेक के प्रदाता, ऋद्धि-सिद्धि के दाता तथा विघ्नहर्ता के रूप में वर्णित हैं। हम यात्रा या कोई मंगल कार्य गणेशजी का नाम लेकर ही प्रारंभ करते हैं। हम पूजा का प्रारंभ भी गणेश-पूजन से करते हैं। चूँकि गणेशजी के ऊपर हाथी का सिर काटकर लगाया गया है, अत: हाथी में बुद्धि-विवेक अधिक होगा, ऐसा प्रतीत होता है।

भारतीय जड़ी-बूटियाँ अपने गुणों में अद्भुत हैं। इन जड़ी-बूटियों एवं पेड़-पौधों में परमात्मा ने दिव्य शक्तियाँ भर दी हैं। भारतीय वन-संपदा के गुणों और रहस्यों को जानकर मनुष्य आश्चर्यचकित हो जाता है। भारतीय जड़ी-बूटियों से मनुष्य का कायाकल्प हो सकता है, खोया हुआ स्वास्थ्य एवं यौवन पुन: लौट सकता है, भयंकर-से-भयंकर रोगों से छुटकारा पाया जा सकता है, आयु को लंबा किया जा सकता है। आवश्यकता है इनके गुणों का मनन-चिंतन कर इनके उचित उपयोग की।

आम आदमी पीपल को पानी चढ़ाकर, सिर नवाकर या वृक्ष के चारों ओर सूत लपेटकर ही समझ लेते हैं कि पीपल देवता को प्रसन्न कर दिया। वे यह भूल जाते हैं कि पीपल का लाभ उसके सेवन से मिलेगा, केवल पूजन से नहीं। पूजा तो हमारा कृतज्ञता-ज्ञापन है, लेकिन उसका लाभ लेने के लिए उसका सेवन एवं उपयोग आवश्यक है। औषधि का गुण गाने से या पूजन से लाभ मिलनेवाला नहीं, जब तक हम उसका सेवन न करें। पीपल की पूजा आदि करने से थोड़ी देर के लिए पीपल के सान्निध्य में रहने से उसकी प्राणवायु (ऑक्सीजन) के संपर्क में रहते हैं और उसका लाभ मिलता है। इसीलिए हमारे धर्मशास्त्रों में पीपल के वृक्ष को काटने का निषेध है। अगर कहीं काटना ही पड़ा तो उसकी अलग से विधि बताई गई। यह शास्त्रीय व्यवस्था इसलिए दी गई कि हम इन वृक्षों के प्रति कृतघ्न न हों।

'अथर्ववेद' कहता है कि जहाँ पीपल का वृक्ष होता है वहाँ ज्ञानी-ध्यानी लोग यानी प्रबुद्ध लोग रहते हैं। अत: पीपल ज्ञानवान् बनाने में भी सहायक है। पीपल में फूल नहीं लगते, सीधे फल लगते हैं, इसीलिए पीपल का एक नाम 'गुह्य पुष्पक' है। पीपल घनी छाँव देता है, स्वस्थ रखता है, सौ रोगों को दूर करता है।

कोई भी प्राणी इसके नीचे आकर सुख की साँस ले सकता है। पीपल की छाँव और इसके पत्तों से छनी हुई हवा मस्तिष्क को चेतनता तथा ताजगी देती है। पीपल केवल निरोग ही नहीं रखता, दीर्घायु भी देता है। यह वृक्ष खुद भी लंबी आयु का है। पक्षी इसके फल खाकर जहाँ भी जाकर बीट कर देते हैं, उसमें मौजूद पीपल के बीज बिना किसी सहायता के उग जाते हैं। पीपल के पंचांग (जड़, डंठल, छाल, फल तथा शाखा) का यथोचित सेवन अत्यंत लाभप्रद है।

पीपल के पेड़ में यह सबसे बड़ी विशेषता है कि अंतरिक्ष एवं पृथ्वी के बीच की सभी विषैली गैसों को शुद्ध करके यह वायुमंडल में ऑक्सीजन छोड़ता है। दमा एवं तपेदिक के रोगियों को पीपल तले रहने की सलाह दी जाती है। पीपल का पेड़ कितना ही सघन क्यों न हो जाए, सूर्य की किरणों को ठंडा करके धरती तक आने देता है। पीपल तले दिन में कभी अँधेरा नहीं रहता।

वेद में पीपल को अमृतमय माना गया है। 'अमृतस्य चक्षणम्' अर्थात् पीपल का विधिवत् सेवन करने से अमृत की प्राप्ति होती है। जहाँ पीपल होता है वहाँ शिवलिंग की स्थापना की जाती है। यह परंपरा सदियों से चली आ रही है। विद्वान् कहते हैं कि पीपल एवं शिव की तरह सभी मनुष्यों को समाज एवं राष्ट्र के लिए कल्याणकारी एवं उपयोगी होना चाहिए। वेद में लिखा है कि गरमी में पेड़ पर उगने वाले पीपल का सेवन करने से पुरुष में पौरुष (पिता बनने का बल) आता है। वेद में लिखा है कि 'देवाः कुष्ठमवन्वत' अर्थात् कुष्ठ (आलस्य, चर्म-विकार और फोड़े-फुंसी) से मुक्ति के लिए पीपल की उपासना यानी पीपल तले आसन लगाना और पीपल का सेवन करना चाहिए। वेद के कथनानुसार 'पुत्रस्य वेदनं तत्स्त्री एवा भरामसी'—अर्थात् स्त्रियों द्वारा पीपल का सेवन करने से उनकी गोद भर जाती है।

पीपल कर्मयोग का भी ज्ञान देता है। अकर्मण्य एवं निकम्मा बैठना पीपल को रास नहीं आता। निरंतर जीवंत एवं कर्मठ रहना पीपल का स्वभाव है। पीपल के पत्ते तब भी हिलते रहते हैं जब और पेड़ों के पत्ते हिलते नहीं। इसी कारण पीपल का एक नाम 'चल-पत्र' है, अर्थात् जिसके पत्ते लगातार जीवन के स्पंदन से छलकते हैं एवं वायु में तरंगित होते हैं। पीपल के पत्ते, उनका रस, कोंपलें और नर्म शाखाएँ घोंट-पीसकर सेवन करने से तुरंत निरोग करते हैं। ये हलके होते हैं एवं सब मौसम में सबके लिए अनुकूल हैं। नवजात की वृद्धि तक के लिए पीपल हितकारी है। पीपल तो रावण ने भी लंका में लगवाए थे। रावण महापंडित एवं चारों वेदों का प्रकांड विद्वान् था। प्राणवायु (ऑक्सीजन) आज भी रोगियों को अस्पतालों में दी

जाती है। पीपल तो है ही ऑक्सीजन का सिलेंडर। साँस, दमा, तपेदिक, ब्रोंकाइटिस और डिफ्थीरिया के रोगियों के लिए पीपल प्रकृति-प्रदत्त अद्‌भुत वरदान है। रात को सब पेड़ घातक वायु (नाइट्रोजन) छोड़ते हैं, मगर पीपल दिन-रात ऑक्सीजन छोड़ता है।

यूनानी चिकित्सा-पद्धति ने भी पीपल के महत्त्व को अपने ग्रंथों में उद्‌धृत किया है। पीपल के किस अंग यानी जड़, छाल, पत्ते, फल, डंठल का किस विधि से, किस रोग में प्रयोग करें, इसका उल्लेख आयुर्वेद के ग्रंथों में मिलेगा। पीपल का लाभ अनेकानेक बीमारियों में मिलता है। सब बीमारियों की सूची काफी लंबी हो जाएगी। हमें आवश्यकता है पूजन से अधिक सेवन की।

□

16

तुलसी

यह वैज्ञानिक तथ्य है कि इस पृथ्वी पर मनुष्य जाति के आविर्भाव के पहले से विभिन्न प्रकार की वनस्पतियाँ पनप चुकी थीं, यानी हरियाली आ चुकी थी। संसार में अनगिनत वनस्पतियाँ हैं—एक-से-एक आश्चर्यजनक, रोमांचकारी एवं हितकर। यह कितने प्रकार की हैं, शायद इनकी गणना आज तक संभव नहीं हो पाई। ये वनस्पतियाँ विभिन्न रूप-रंग में सब जगह फैली हैं, चाहे रेगिस्तान हो या सूखी धरती, बर्फीले पहाड़ हों या तालाब। कहा जाता है कि हमारे देश में जितने प्रकार के मौसम हैं तथा नदी, पहाड़, भूमि व रेगिस्तान हैं उतने अन्य देशों में नहीं हैं। अत: हमारे यहाँ जितनी प्रकार की वनस्पतियाँ उपलब्ध हैं, अन्यत्र दुर्लभ हैं। हमारे यहाँ वनस्पति पर आधारित 'आयुर्वेद' रूपी संपूर्ण चिकित्सा-शास्त्र है, जिसमें वनस्पतियों के प्रकार तथा गुण-धर्म उल्लिखित हैं। असंख्य वनस्पतियों के गुण-दोषों का पीढ़ी-दर-पीढ़ी पता कर नियम बनाए गए और उनमें निहित शक्ति का मनुष्य के हित में उपयोग करने की विधियाँ बताई गईं।

विभिन्न प्रकार की वनस्पतियों में एक सबसे शक्तिशाली वनस्पति तुलसी है। यह न केवल पवित्र तथा पूजनीय मानी गई, वरन् प्रकृति का इसे सबसे बड़ा वरदान माना गया। तुलसी का गुणगान वैदिक काल से चला आ रहा है। तुलसी की उत्पत्ति एवं महत्त्व के विषय में विभिन्न पौराणिक कथाएँ प्रचलित हैं। लेकिन उनका यहाँ उल्लेख करना संभव नहीं है। कहते हैं कि भगवान् शंकर की आँखों से गिरनेवाले आँसू रुद्राक्ष बन गए तथा उनके शरीर के कुछ रोम पृथ्वी पर गिर गए और वे तुलसी बन गए। जो भी हो, इतना तो निश्चय है कि तुलसी सचमुच ईश्वरीय वरदान है और मनुष्य को प्रकृति द्वारा दिया गया अमृत है। यह एकमात्र ऐसा पौधा

है जिससे रोगनाशक तेल बराबर वायुमंडल में बिखरता रहता है। इस कारण इसके पास खड़े होने, छूने, रोपने, पानी चढ़ाने में सैकड़ों रोगों के आक्रमण से बचाव हो जाता है। यह प्रकृति द्वारा दिया गया कवच है। 'पद्मपुराण' में आया है कि जितना आरोग्य संसार में फूल-पत्तों से मिल जाता है उतना तुलसी के आधे पत्ते से मिल जाता है। यही कारण है कि चरणामृत में तुलसी का पत्ता जल के साथ दिया जाता है और साथ में जो मंत्र बोला जाता है वह है—'अकालमृत्यु हरणं सर्वव्याधि विनाशनम्'—अर्थात् अकाल मृत्यु का हरण करता है तथा सभी प्रकार की व्याधियों का विनाश करता है। तुलसी का पौधा पर्यावरण को स्वच्छ रखता है। यही कारण है कि हमारे यहाँ हर घर के आँगन में तुलसी का गमला रखने का विधान और व्यवस्था है। जब से यह व्यवस्था खंडित हुई है, प्रदूषण बढ़ा है और इसी प्रदूषण के कारण मनुष्य नाना प्रकार की बीमारियों का शिकार हो जाता है। तुलसी की लकड़ी, छाल, पत्तियाँ, फल-फूल, जड़ आदि सभी मनुष्य के लिए उपयोगी हैं। हमें स्वस्थ एवं सुखी जीवन के लिए इनकी उपयोगिता एवं वैज्ञानिकता को समझना होगा।

वैज्ञानिकों के अनुसंधान ने इसे प्रमाणित कर दिया कि तुलसी के साथ जो भी धार्मिक क्रियाएँ की जाती हैं, वे सभी विज्ञानसम्मत हैं—यानी जो वस्तु जितनी धार्मिक है उतनी ही उपयोगी है। यानी धार्मिकता का सीधा संबंध उपयोगिता से है। वैज्ञानिकों ने माना कि तुलसी का तेल क्षयरोग के कीटाणुओं को नष्ट करता है। अनेक परीक्षणों के उपरांत यह भी निष्कर्ष निकला है कि मलेरिया की सबसे अच्छी दवा तुलसी द्वारा उपचार है। आँतों की सफाई के लिए तुलसी का रस (पत्तियाँ चबाकर खाना) सर्वश्रेष्ठ उपाय है। इसके रस के द्वारा आँतों में जमे विजातीज तत्त्व बह जाते हैं। तुलसी नाना प्रकार के स्त्री रोगों में अत्यंत गुणकारी है। खुजली, भारीपन, सीने में दर्द, स्तन-पीड़ा में लाभदायक है। यह मूत्र तथा प्रजनन क्षेत्र की सुरक्षा करती है। तुलसी का काढ़ा बनाकर जब पक्षाघात और आमवात के रोगी को उसकी भाप दी गई तो उससे आशातीत लाभ हुआ। तुलसी के इसी काढ़े से जब पीड़ित अंगों को धोया गया तो आशातीत लाभ मिला।

तुलसी की गंध सड़न को रोकती है। अगर शव को तुलसी के पौधे के पास रख दिया जाए तो तीन-चार दिन तक सड़ेगा नहीं और न ही बदबू होगी। तुलसी अनेक छुआछूतवाले संक्रामक कीटाणुओं का विनाश करती है। इसी कारण घर-आँगन में तुलसी लगाने की व्यवस्था दी गई है।

खाद्य पदार्थों में भी तुलसी का प्रयोग अत्यंत लाभदायक है। सब्जी व दाल आदि में यदि तेज पत्ता के स्थान पर तुलसी का रस डाल दिया जाए तो आँखों में रोशनी,

वाणी में ओजस्विता तथा चेहरे पर कांति निखर आएगी। पुलाव आदि में जीरे के स्थान पर यदि तुलसी के रस के छींटे दे दिए जाएँ तो न केवल पौष्टिकता बढ़ेगी, बल्कि स्वाद भी बढ़ जाएगा। तुलसी की गंध श्वास नलिकाओं में संक्रामक रोग के कीटाणुओं को प्रवेश नहीं करने देती तथा सफाई भी करती चलती है। प्रात:काल के समय तुलसी की गंध तो रामबाण के समान अचूक प्रभाव डालती है। यह ध्यान रखें कि तुलसी के पत्ते अंधकार में न तोड़ें। रात्रि के समय तुलसी का स्पर्श वर्जित माना गया है। किसी प्रकार तुलसी का सेवन करने पर दूध पीना वर्जित है। यह रोगों को जन्म देता है। तुलसी के पत्तों, छाल और लकड़ी को अग्नि में न डालें।

हमारे ग्रंथों में तुलसी के दैनिक उपयोग में लाने की विधियाँ बताई गई हैं। कार्तिक माह में तुलसी के पत्तों का प्रात:काल बिना कुछ खाए-पिए सेवन करने से पूरे साल किसी प्रकार का कोई रोग नहीं होगा। तुलसी का पत्ता स्वभाव में सात्त्विकता लाता है तथा चित्त को एकाग्र करता है। इसके समीप बैठने या खड़े होने से मन एकाग्र हो जाता है। सूर्य ग्रहण या चंद्र ग्रहण के समय पीने के पानी में डाल देने से, खाद्य पदार्थों में रख देने से ग्रहण के समय दूषित हो गए पर्यावरण का प्रभाव नहीं पड़ता है। तुलसी की गंध रक्त-विकार को दूर करती है। मन में गंदे विचार नहीं आते। यह क्रोध को कम करती है। स्नान करने से कुछ देर पूर्व जल में तुलसी के पत्ते डालकर स्नान करने से त्वचा रोग नहीं होगा। पेयजल में तुलसी के पत्ते डाल देने से उदर संबंधी रोगों से बचा जा सकता है। तुलसी की माला, गजरा, करधनी, कंडी धारण करने पर शरीर सदा फुरतीला तथा स्वस्थ रहता हैं। आलस्य पास नहीं फटकता है। तुलसी का उपयोग मन में सात्त्विकता लाता है, अत: काम-वासना को नियंत्रित करता है। तुलसी के पत्ते चबाने से दाँतों में कीड़े नहीं लगते। दाँत मजबूत, चमकदार होते हैं तथा उनकी आयु भी बढ़ जाती है। तुलसी के रस का उपयोग करने पर, उबटन जैसी मालिश करने पर हड्डियाँ मजबूत बनती हैं एवं शरीर कांतिमय होता है।

कहते हैं, महापंडित अष्टावक्र जब राजा जनक से मिलने गए तो पत्तों भरी तुलसी की एक टहनी उन्हें उपहार-स्वरूप प्रदान की। इस पर राजा जनक ने अत्यंत प्रसन्नता के साथ कहा, ''हे मुनिश्रेष्ठ! आपने सृष्टि और प्रकृति का सबसे बहुमूल्य खजाना मुझे दे दिया।'' और उन्होंने मुनि अष्टावक्र को बहुत-बहुत धन्यवाद दिया। स्पष्ट है कि राजा जनक तुलसी में छिपे अनमोल खजाने से परिचित थे।

तुलसी को देवताओं का वृक्ष माना गया है। कहा गया है कि इसमें देवता निवास करते हैं। अतएव जिस घर में तुलसी का पौधा होगा वहाँ भूत-प्रेत आदि

बाधाएँ कभी नहीं आ सकती हैं। यदि आ भी जाएँगी तो उनका सरलता से ही शमन-दमन हो जाएगा। तुलसी का शुभ कार्यों में उपयोग किया जाए तो वह नाना प्रकार की सिद्धियों में लाभदायक है। प्रत्येक वस्तु में अदृश्य ऊर्जा शक्ति होती है। तुलसी में भी ऐसी ऊर्जा शक्ति है। तुलसी की यह शक्ति शांत एवं स्वभाव से सौम्य है। अतः इसकी शक्ति का उपयोग केवल सात्त्विक एवं कल्याणकारी कार्यों के लिए किया जाता है। तुलसी के द्वारा लक्ष्मी की कृपा एवं प्रसन्नता प्राप्त की जा सकती है। बताया गया है कि भवन-निर्माण का कार्य प्रारंभ करने से पूर्व तुलसी के पौधे का रोपण कर दें तो फिर वह निर्माण एवं स्थल पूर्णरूप से निरापद, सुरक्षित तथा सुख-शांतिवर्धक, लाभदायक होगा। 'गरुड़पुराण' में निश्चित रूप से तुलसी द्वारा स्वर्ग-प्राप्ति की विधि बताई गई है। प्रत्येक परिवार में मरणासन्न व्यक्ति के मुख में गंगाजल एवं तुलसी का पत्ता डाल देते हैं। ऐसा करने से प्राण बिना कष्ट के सरलता से निकल जाते हैं, साथ ही स्वर्ग की प्राप्ति होती है एवं सारे पाप धुल जाते हैं। वैज्ञानिक परीक्षणों के द्वारा पाया गया कि तुलसी के पत्तों की ऊर्जा शरीर के अंदर प्रवेश कर हृदय गति ठीक कर देती है।

तुलसी के अपार औषधीय गुण हैं। इस छोटे से लेख में उनका वर्णन एवं विधि देना संभव नहीं है। तुलसी प्रत्येक घर-आँगन में लगे और प्रत्येक व्यक्ति इसका सेवन करे तो स्वयं इसके लाभ का अनुभव करेगा। इसका सेवन और आसपास में होना ही सात्त्विक एवं पवित्र वातावरण का निर्माण करेगा तथा स्वभाव को भी सौम्य बनाएगा।

□

17

शहद

शहद में शरीर को स्वस्थ रखने के सभी तत्त्व मौजूद हैं। महर्षि चरक ने शहद के गुणों के विषय में लिखा है—'शहद शरीर को सुडौल, सुंदर, शक्तिशाली, चुस्त और पुष्ट करनेवाला अमृत-तुल्य है। यह रोगी तथा निरोगी दोनों के लिए समान रूप से आवश्यक है। बल-वीर्य वर्द्धक, धातु-पुष्टकारी और पौरुष शक्ति की वृद्धि में योगदान करता है। यह रोग-निवारण तथा स्वास्थ्य की रक्षा करने में हमारी सहायता करता है।' यौवन बनाए रखने के लिए तथा 'आनंद-प्राप्ति' के लिए जो टॉनिक बनाए जाते हैं, वे मुख्यतः शहद से ही बनते हैं। शहद एवं दूध-युक्त भोजन आयुवर्द्धक माना जाता है।

यूनानी दार्शनिक डेमोक्रेटस से किसी ने पूछा कि 'जीवन कैसे जिया जाए और स्वास्थ्य को कैसे अच्छा रखा जाए?' उसके उत्तर में उन्होंने कहा कि 'शरीर के आंतरिक भाग पर शहद का लेपन करो (अर्थात् शहद खाओ) और शरीर के बाहरी भाग पर तेल की मालिश करो।' विख्यात यूनानी चिकित्सक हिप्पोक्रेटस ने अनेक रोगों के उपचार के लिए शहद बताया। उसने कहा कि 'अन्य खाद्य पदार्थों के साथ थोड़ा शहद लेने से पूरा पोषण मिलता है और त्वचा कांतिमान बनती है।' रोम के चिकित्सक गेलन ने शहद को सर्वरोगहर औषधि माना है। आँतों के अनेक कष्टों में उसने शहद लेने की सलाह दी है। मध्यकाल के चिकित्सा-विज्ञान के सबसे बड़े अधिकारी विद्वान् इप्वेसिना ने लिखा है—'शहद भोजन पचाने में सहायक है, वायु का नाश करता है, भूख बढ़ाता है। यह यौवन को अक्षुण्ण रखने में भी सहायक है। स्मरण-शक्ति एवं कार्यक्षमता बढ़ाता है।' प्रश्न है कि 'शहद में ऐसी क्या चीज है, जो रोगमुक्त करने में सहायक है?' मुख्यतः तो उसमें ग्लूकोज है, जो हृदय के लिए

बलवर्धक एवं अनुप्राणक है। इसके अतिरिक्त शहद में ऐसी अनेक चीजें हैं जो रोगमुक्त रहने एवं रोगों से संघर्ष करने की शक्ति प्रदान करती हैं। मधुमेह के रोगी भी शहद का सेवन कर सकते हैं। चिकित्सा विज्ञान के अनुसार, शहद का पाचन पर बड़ा लाभकारी प्रभाव पड़ता है। इसके नियमित सेवन से पाचन-प्रणाली ठीक ढंग से कार्यरत रहती है। शहद लेनेवालों का वजन बढ़ा, रक्त शुद्धतर हुआ, गैस्ट्रिक, एसिडिटी नॉर्मल हुई और नाड़ी मंडल पर शामक प्रभाव पड़ा। शहद लेनेवाले रोगी शांत, प्रसन्न मन तथा ऊर्जा से भरपूर पाए गए। दही या फलों के साथ शहद न केवल बीमार के लिए बल्कि स्वस्थ लोगों के लिए भी हितकर है।

बच्चे के जन्म लेने के लगभग आठ-दस घंटे बाद माता बच्चे को शहद चटाती है। यदि माता के स्तन में दूध नहीं उतरता तो शहद सोने में सुहागे का कार्य करता है। उस समय केवल शहद ही ऐसा भोज्य पदार्थ है, जो बच्चे के रोने को शांत करता है। शहद से शिशु को जीवन-शक्ति एवं ऊर्जा मिलती है। इस प्रकार शहद बच्चे का पहला भोजन है।

हमारे देश में धार्मिक कार्यों में भी शहद की जरूरत पड़ती है। जन्म, उपनयन, विवाह, मृत्यु, रुद्राभिषेक आदि सभी संस्कारों में शहद आवश्यक है। पंचामृत तथा पिंडदान आदि में भी शहद आवश्यक है। सचमुच शहद अमृत है। शहद की महत्ता सभी मौसम में है।

हमारे देश के प्रसिद्ध संत विनोबा भावे भोजन कम और शहद का सेवन अधिक करते थे। शहद की सबसे बड़ी विशेषता यह है कि यह बहुत दिनों तक बिगड़ता नहीं, बना रहता है। इसमें गलने या सड़ने की क्रिया नहीं होती। इसमें ऐसे तत्त्व पाए जाते हैं, जो अन्य किसी फल, मेवा या औषधि में नहीं पाए जाते। इस प्रकार जो चीज स्वयं में पूर्ण है वह दूसरों को भी पूर्णत्व प्रदान करने की शक्ति रखता है। शहद दूसरों को दीर्घायु इसी कारण बनाता है, क्योंकि इसमें अधिक समय तक सही बने रहने की ऊर्जा है। अगर रोटी पर घी की जगह शहद चुपड़ा जाए तो यह रोटी को शीघ्र पचा देगा।

शहद का एक गुण यह भी है कि यह सभी प्रकृतिवाले व्यक्तियों के लिए लाभकारी है। इसके सेवन से वात, पित्त व कफ प्रकृतिवाले व्यक्ति किसी भी समय और किसी भी मौसम में लाभ उठा सकते हैं। इसमें मिश्री से सौ गुना अधिक गुण है। यह बच्चों, जवान और बूढ़ों को समान रूप से अपना खजाना लुटाता है। इसकी प्रत्येक बूँद में अमृत-तुल्य गुण भरा है।

असली शहद वही माना जाता है, जिसे मधुमक्खियाँ फूलों के मकरंद को

चूस-चूसकर बनाती हैं, इसलिए फूलों के सारे तत्त्व शहद में भी आते हैं। स्त्रियों को प्रसाधन सामग्री की जगह चेहरे पर शहद का पेस्ट लगाना चाहिए। यह चेहरे के दाग-धब्बों को नष्ट करता है, पसीने की दुर्गंध को दूर करता है, मुहाँसों को खत्म करता है और चेहरे पर चिकनापन लाता है। इन सब बातों के मेल के कारण चेहरे की त्वचा मुलायम, आकर्षक, मादक और गुलाबी हो जाती है। इस प्रकार, शहद में सौंदर्य का खजाना छिपा हुआ है। यह बुढ़ापा आने नहीं देता और जवानी जाने नहीं देता। शहद का सेवन पवित्र भाव पैदा करता है और यह व्यक्ति के आचरण को सही रखता है। वह विवेकहीन होकर कोई कार्य नहीं करता। बच्चों के मसूड़ों पर मलने से दाँत जल्दी निकलते हैं। पानी में घोलकर पीने से यह लू की प्यास को शांत करता है। शुद्ध शहद को हमारे पूर्वज सलाई से आँखों में भी लगाते थे। यह आँखों की रोशनी बढ़ाता है तथा गंदा पानी बाहर निकाल देता है।

शुद्ध शहद का मिलना कठिन है। आजकल शहद बनानेवाली कंपनियाँ शक्कर, गुड़, शीरे आदि से शहद बनाती हैं और एगमार्क का लेबल लगाकर शुद्ध शहद के रूप में बेचती हैं। फिर भी, कुछ आम विधियाँ हैं जिनके माध्यम से नकली-असली की पहचान की जा सकती है—

1. असली शहद भारी होता है। वह पानी में डालने पर नीचे तली में बैठ जाता है, घुलता नहीं।
2. असली शहद पर मक्खियाँ बैठकर तुरंत उड़ जाती हैं, क्योंकि शुद्ध शहद मक्खी के पंखों पर चिपकता नहीं है।
3. शुद्ध शहद को रुई की बत्ती पर लगाकर जलाकर देखा जाता है। वह सरसों के तेल की तरह जलने लगता है। लेकिन नकली शहद की बत्ती जलते समय शक्कर की गंध छोड़ने लगती है।

शहद का उचित उपयोग

1. शहद को कभी गरम करके नहीं खाना चाहिए, क्योंकि इसके तत्त्व जल जाते हैं और शहद विषैला हो जाता है।
2. चूर्ण, चटनी, काढ़ा, रस आदि को हलका गरम करके उसमें शहद मिलाकर लिया जा सकता है।
3. शहद और घी, शहद और नीबू, शहद और मक्खन, शहद और चरबी, शहद और पानी आदि बराबर की मात्रा में मिलाकर सेवन करना वर्जित है।

4. चाय, कॉफी, फलों के रस आदि में भी शहद मिलाकर प्रयोग न करें। दूध व पानी की अधिक मात्रा में कम शहद मिलाकर सेवन करें।
5. जहाँ तक हो सके, शहद को कभी अकेले सेवन न करें। उसमें दूध, पानी आदि मिलाकर उपयोग में लाएँ।
6. जाड़े में दूध के साथ शहद लेने पर बहुत लाभ होता है। वर्षा ऋतु में शहद अदरक के रस, काली मिर्च के चूर्ण के साथ लेने पर लाभदायक है।
7. किसी वस्तु में शहद मिलाने के बाद उसका प्रयोग तुरंत करना चाहिए। उसे रखने के बाद प्रयोग न करें।

शहद अमृत है। इसका नियमित सेवन करें। अपने को स्वस्थ, सुंदर एवं सुडौल बनाएँ। इसका सेवन विचारों को पवित्रता प्रदान करता है, साथ ही बुद्धि-विवेक को सही रखता है।

□

18

नीम

नीम एक ऐसा पेड़ है, जिससे हर आदमी परिचित है। प्रकृति ने मानो प्राकृतिक चिकित्सक के रूप में इसे विशेष रूप से बनाया है। नीम के गुणों की सीमा नहीं है। नीम के द्वारा आप स्वास्थ्य एवं सौंदर्य दोनों बनाए रख सकते हैं। नीम का वृक्ष मनुष्यमात्र के लिए ही नहीं वरन् अन्य जीवों के लिए भी उपयोगी है। चरक, सुश्रुत और निघंटु जैसे चिकित्सा ग्रंथों में इसका बहुत गुणगान किया गया है। इसकी छाया पत्ते, फूल, फल, डंठल, छिलका—सबके सब अमृत के समान उपयोगी माने गए हैं। नीम कोढ़ी का गलित कोढ़ दूर कर सकती है। इसके प्रत्येक रेशे में जीवन का अमृत है। तंदुरुस्ती तथा स्वास्थ्य का खजाना है।

यह वृक्ष भारत में सर्वत्र पाया जाता है। पुराने जमाने में गाँवों में प्रत्येक घर के सामने नीम का तथा पीपल का एक वृक्ष जरूर हुआ करता था। पीपल का पेड़ पर्यावरण को स्वच्छ रखता है तथा नीम गृह-चिकित्सक का काम करता है। प्रकृति ने इन पेड़-पौधों का निर्माण कर जीव जगत् पर इतना बड़ा उपकार किया है कि उनके सेवन से निरोग रह सकता है। हम रोगी होते हैं अपनी गलतियों एवं कमजोरियों के कारण। प्रकृति पर आधारित जीवन हमें हमेशा स्वस्थ एवं प्रसन्न रखेगा। हमारा कृत्रिम जीवन ही हमें रोगी एवं दुःखी बनाता है।

नीम के पत्तों में कैल्सियम, प्रोटीन, लौह तत्त्व तथा विटामिन 'ए' पर्याप्त मात्रा में है। गंधक का तो यह भंडार ही है। नीम को सबसे बड़ा एंटीसेप्टिक माना गया है। यह बरनॉल, डेटॉल और फिटकरी से भी अधिक प्रभावशाली है। यह मवाद नहीं बनने देती है। घाव का बढ़ना व सड़ना रोकती है, सूक्ष्म कीटाणुओं का नाश करती है। शरीर में विकार नहीं उत्पन्न होने देती है। इसका रस बड़ा कड़वा

होता है। यह रस कड़वाहट में अमृत है। नीम ने अपनी कड़वाहट में ऐसे गुण छिपा रखे हैं, जो आज के चिकित्सकों को भी चकित कर देते हैं।

चेचक निकलने पर नीम की टहनियों को द्वार पर लटका दिया जाता है तथा इसकी टहनी से रोगी को हवा दी जाती है। चेचक संक्रामक रोग है। नीम के पत्तों से की गई हवा इसके कीटाणुओं को फैलने से रोकती है तथा रोगी की दाहकता में शीतलता प्रदान करती है। नीम का रस खून साफ करता है और रक्त में लाल कणों की संख्या को बढ़ाता है। इसके द्वारा बनाई गई दातुन दाँतों को चमकीला, स्वस्थ तथा मजबूत बनाती है, दुर्गंध मिटाती है। यह पायरिया रोग को भी नहीं होने देती है।

नीम की दातुन निरंतर करने से दाँतों में कभी कीड़े नहीं पड़ते और अधिक उम्र तक दाँत मजबूत बने रहते हैं। नीम की पत्तियों को डालकर उबाले गए पानी को ठंडा कर नहाने से चर्मरोग नहीं होते। शरीर की त्वचा कांतिवान् बनी रहती है। नीम की छाल को चंदन के समान घिसकर बनाए लेप से घाव भर जाते हैं; कील-मुहाँसे, फोड़ा-फुंसी ठीक हो जाते हैं। नीम की सूखी टहनियों को सुलगाकर धुआँ करने से घर के मक्खी-मच्छर, कीड़े-मकोड़े भाग जाते हैं।

नीम का पेड़ भारत में ही पाया जाता है। दुनिया के कुछ अन्य देशों में यह पेड़ भारत से गया। नीम के गुणों पर अमेरिका तथा अन्य विकसित देशों में जोर-शोर से शोध कार्य हो रहा है। शोध के फलस्वरूप इसमें आश्चर्यजनक गुणों का समावेश पाया गया। नीम के तेल का प्रयोग साबुन बनाने के काम आता है। एच.बी.टी.आई., कानपुर ने शोध से यह निष्कर्ष निकाला है कि निश्चित प्रक्रिया के बाद नीम का तेल खाने के काम में भी आ सकता है। नीम की खली का प्रयोग खेतों में, बागवानी में तथा नर्सरी में करने पर इसके तीन लाभ निश्चित रूप से देखने को मिले। नीम की खली ने खाद का काम किया, फसल एवं पेड़-पौधों के लिए कीटाणुनाशक का काम किया एवं भूमि की उर्वरा शक्ति में वृद्धि की। आजकल रासायनिक खाद के प्रयोग के दुष्परिणाम सामने आने लगे हैं। खेत ऊसर होने लगे हैं तथा उपज भी निरोगी नहीं है। वैज्ञानिकों ने खेतों को ऊसर होने से बचाने के लिए तथा उर्वरा शक्ति को कायम रखने के लिए गोबर, नीम की खली तथा अन्य कार्बनिक खाद के प्रयोग पर विशेष बल दिया है। पेड़-पौधों एवं साग-सब्जी पर नीम के तेल का घोल बनाकर छिड़काव से कीटाणु-मुक्त फसल होने का दावा है। अमेरिका में गहन शोध के कारण अमेरिकी कंपनी की निगाह इस पेड़ पर पड़ गई और वे पेटेंट कानून के तहत इस पर अधिकार कर इससे बनी दवाएँ भारत में बेचना चाहती हैं। सदियों से हमारे जीवन से जुड़े इस

पेड़ के पराया होने का खतरा उत्पन्न हो गया है।

नीम के तेल में शुक्राणु-नाशक तत्त्व खोज निकाला गया है। परिवार-नियोजन में रासायनिक औषधियों के मुकाबले यह बेहतर, सस्ता और अधिक असरदार साबित हुआ है। एड्स की बीमारी से बचाव के लिए भी नीम से बनी दवा का प्रयोग हो रहा है और जो परिणाम सामने आए हैं, उससे सफल प्रतिरोधी टीका बनाना शायद संभव हो जाए।

रक्त-शोथ एवं शुगर की बीमारी के लिए नीम का सेवन अत्यंत लाभकारी है। इसका सेवन शरीर की रोग प्रतिरोधक क्षमता में वृद्धि करता है तथा सभी प्रकार के चर्म रोगों से छुटकारा दिलाता है।

नीम हमारे देश की पहचान है। ऐसा न हो कि इसके महत्त्व को हम तब पहचानें, जब कि विकसित देश हमें इसके महत्त्व को बता दें। हमारे देश के वैज्ञानिकों के लिए गहन शोध हेतु नीम एक अच्छा विषय है। नीम के प्रचलित गुणों के अलावा भी इसके गुणों की पहचान होनी चाहिए और तदनुरूप उपयोग भी होना चाहिए। इन सारे गुणों को देखते हुए देशवासियों का यह कर्तव्य है कि नीम का एक-एक दाना बटोरें, ताकि बेरोजगारों को रोजगार मिले, देश में तेल का उत्पादन बढ़े एवं बहुमूल्य कीटनाशक दवाओं के निर्यात से विदेशी मुद्रा प्राप्त हो सके। पर्यावरण का संतुलन बनाए रखने के लिए नीम का अधिक-से-अधिक वृक्षारोपण सभी प्रकार से लाभदायक है। नीम के महत्त्व को समाचार-पत्रों, दूरदर्शन एवं आकाशवाणी के माध्यम से जन-जन तक पहुँचाना भी हमारा कर्तव्य है। आजकल के वैज्ञानिकों ने नीम से ऐसा कीटाणुनाशक रसायन 'इजेडाइरेक्टिन' का निर्माण किया है, जिसकी कीमत प्रति किलो ढाई लाख रुपए से अधिक है। इसकी उपयोगिता के बारे में सहज ही अंदाजा लगाया जा सकता है। नीम का वृक्ष कामधेनु के समान है। भारत में ही इसके लगभग डेढ़ करोड़ वृक्ष हैं, जिनमें से 25 प्रतिशत से अधिक केवल उत्तर प्रदेश में हैं। नीम हमें स्वस्थ रखता है। इसमें लाखों लोगों को रोजगार देने की क्षमता है। इससे राष्ट्र की आर्थिक उन्नति होगी। साथ ही यह पर्यावरण के संतुलन को भी बनाकर रखेगा। आज आवश्यकता है कि नीम के अद्भुत गुणों को प्रचारित किया जाए, ताकि देशवासी इसके गुणों का सहजता से लाभ उठा सकें।

□

19

अमृत फल आँवला

हमारे आयुर्वेद में आँवला एवं हरड़ को अमृत फल कहा गया है। इनका सेवन हमें स्वस्थ रखते हुए दीर्घायु प्रदान करता है। आज शहरों के लोग प्रकृति से दूर होते जा रहे हैं एवं कृत्रिम जीवन जीने को बाध्य हैं। हमारे देश में आँवला केवल जंगलों में होता था, लेकिन अब उत्तर प्रदेश का प्रतापगढ़ इलाका इसके सर्वाधिक उत्पादन का केंद्रबिंदु हो गया है। आँवला उत्पादकों को सही कीमत मिलती नहीं, अत: और अधिक उत्पादन के प्रयास नगण्य हैं। आज केवल हमारे देश में ही नहीं, इस अमृत फल को विदेशों में भी उपयोग हेतु प्रचारित करने की आवश्यकता है। इस लेख में आँवले के गुण, इसकी उपयोगिता तथा खपत बढ़ाने के लिए उपाय बताए गए हैं।

जिस देश में आँवला पैदा हो, उस देश में आदमी रोगी रहे, यह आश्चर्य है। अभी अमेरिका ने पुरुषों की कामोत्तेजना बढ़ाने हेतु 'वियाग्रा' नाम की दवा विकसित की है। यह काफी महँगी दवा है। इसके उपयोग से कई लोगों के मरने का समाचार छपा है। यह भी समाचार छपा कि महिलाओं को कामोत्तेजक बनाने हेतु अलग से दवा विकसित की जा रही है। ये उत्तेजक दवाएँ निरापद नहीं हैं। इनके सेवन से शरीर पर प्रतिकूल प्रभाव पड़ना निश्चित है। आँवला हमारे स्नायु-तंत्र को पुष्ट करता है। मेरा विश्वास है कि आँवला सेवन करनेवाले को, चाहे पुरुष हो या स्त्री, उसे 'वियाग्रा' के प्रयोग की आवश्यकता नहीं पड़ेगी। आँवले का सेवन हर प्रकार से निरापद है।

आजकल हर्बल प्रसाधन सामग्री का प्रचार अत्यधिक हो रहा है। रासायनिक प्रसाधन सामग्री के मुकाबले यह ज्यादा सुरक्षित एवं कम नुकसानदेह है। अगर

आँवला का नियमित सेवन किया जाए तो सुंदरता एवं भव्यता अंदर से आएगी और प्रसाधन सामग्रियों के प्रयोग की आवश्यकता ही नहीं पड़ेगी। फिर प्रसाधन सामग्री के उपयोग से जो सुंदरता आती है वह टिकाऊ नहीं होती। शाम को लगाएँगे तो सुबह तक उतर जाएगी। प्रसाधन सामग्री के लगातार उपयोग के बाद बिना प्रसाधन सामग्री लगाए चेहरा भद्दा लगने लगता है।

स्त्री या पुरुष स्थायी सुंदरता चाहते हैं तो उन्हें इन फलों का सेवन नियमित करना चाहिए। इनका सेवन न तो आर्थिक दृष्टि से महँगा पड़ेगा और न झंझटिया होगा। शरीर की सुंदरता को स्थायित्व मिलेगा तथा चेहरा भव्य एवं आकर्षक होगा।

हमारे देश में 'आँवला नवमी' कार्तिक मास के शुक्ल पक्ष की नवमी को पड़ती है। इस दिन आँवले के पेड़ के नीचे खाने का धार्मिक माहात्म्य है। आँवला नवमी के समय आँवला के पेड़ों में आँवला फूला-फला रहता है। हमारे ऋषियों ने आँवला के महत्त्व को जिंदा रखने के लिए यह व्यवस्था दे दी। आँवला के नीचे वर्ष में एक दिन खाने से कुछ नहीं होगा। लेकिन आँवला का नियमित सेवन करिए और स्वयं अनुभव करिए कि यह अमृत फल है या नहीं। आँवला हमें दीर्घायु बनाता है, यौवन प्रदान करता है। धर्मशास्त्रों में उल्लेख आता है कि च्यवनप्राश के सेवन से च्यवन ऋषि बूढ़े से जवान हो गए। इसका सेवन स्मरण-शक्ति, बुद्धि, कांति, इंद्रियों में बल एवं वीर्य पुष्टिकारक होता है। इसके प्रयोग से आमाशय, गर्भाशय व नेत्रों को बल मिलता है। आँवला को अकेले तथा अन्य पदार्थों के साथ औषधि निर्माण में उपयोग किया जाता है। आयुर्वेदिक औषधियों का साहित्य सरल भाषा में उपलब्ध न होने के कारण इनका उपयोग आम जनता में कम किया जाता है। आवश्यकता है आँवला के गुणों एवं इनके साथ अन्य सामग्रियों के सहयोग से निर्मित वस्तुओं को भरपूर प्रचार एवं प्रसार करने की, ताकि आम आदमी इसके गुणों से भलीभाँति परिचित हो सके एवं इसका सेवन आराम से कर सके।

हमारा देश दुनिया में आँवला उत्पादन के क्षेत्र में सर्वोच्च उत्पादक देश है। यों अमेरिका, क्यूबा, पाकिस्तान, श्रीलंका, मलेशिया, चीन एवं जावा के जंगलों में भी आँवला के वृक्ष पाए जाते हैं। हमारे देश में अभी 20 हजार हेक्टेयर भूमि में इसका उत्पादन होता है। इस समय इसका वार्षिक उत्पादन लगभग 1 लाख टन है। देश के कुल उत्पादन का 80 प्रतिशत केवल उत्तर प्रदेश में होता है। उत्तर प्रदेश में भी प्रतापगढ़ का क्षेत्र इसका मुख्य उत्पादक है। आँवला का उत्पादन ऊसर भूमि में बढ़ाया जा सकता है। इस दिशा में उत्तर प्रदेश भूमि सुधार निगम का प्रयास सराहनीय है।

हमारे देश में वैज्ञानिक डॉ. आर.के. पाठक ने आँवला-उत्पादन बढ़ाने में, इसकी किस्में बढ़ाने में तथा पेड़ एवं जल्दी फल देने में जो योगदान दिया है वह अत्यंत सराहनीय है। आँवला-उत्पादन तथा इसका उपयोग बढ़ाने के क्षेत्र में डॉ. पाठक में जो योगदान दिया है, इसलिए उन्हें 'आँवले का भीष्म पितामह' कहना उचित होगा। 'वनौषधि चंद्रोदय' के अनुसार हरड़ और आँवला प्रायः समान हैं। हरड़ उष्णवीर्य एवं आँवला शीतवीर्य होने से श्रेष्ठ है। चरक का मत है कि वय स्थापकों में आँवला सर्वश्रेष्ठ औषधि है। यह रक्त-शोधक, रुचिकारक, अजीर्ण, अरुचि आदि में लाभकारक एवं दृष्टि को तीव्र करनेवाला, वीर्य को दृढ़ करता एवं आयु वृद्धि करता है। वैज्ञानिकों का मत है कि शुद्ध रक्त ही स्वास्थ्य की रक्षा करता है। रक्त के विकृत हो जाने पर स्वास्थ्य क्रमशः गिरने लगता है और वृद्धावस्था शीघ्र आ जाती है। हमारे महर्षियों ने आँवले को रक्तशोधक बताया है। आँवला-प्रधान कई रसायन लिखे हैं चरक ने। जरा रूपी व्याधि को नष्ट करनेवाली औषधि को रसायन कहते हैं। आयुर्वेद के सभी शास्त्रों में आँवला से बनाए योगों का विशाल भंडार है। इन योगों का संक्षिप्त विवरण नीचे दिया गया है। वास्तव में यह पृथ्वी का अमृत फल है—

च्यवनप्राश—इसके नियमित सेवन से अंगों को पुष्टि, इंद्रियों को बल, आरोग्य मिलता है तथा हृदय रोग, वात, रक्त, तृष्णा, मूत्राशय एवं शुखाशयगत रोग, क्षयरोग, स्वर रोग का नाश होता है।

त्रिफला भसी—इसका सेवन दाँत साफ करने तथा रक्त-शोधन हेतु किया जाता है।

त्रिफला चूर्ण—जल के साथ सेवन करने से समस्त उदर रोग, नेत्र रोग, कफ तथा मूत्र संस्थान के रोग दूर होते हैं।

आमलकी चूर्ण—इसका पानी के साथ नियमित सेवन करने से रक्त, पित्त, उदरशूल, अजीर्ण, अतिसार आदि रोगों में लाभकारी होता है।

आमलकी रसायन—इसके सेवन से वीर्य पुष्ट होता है, युवावस्था कायम रहती है तथा पित्त की शांति होती है।

धात्रि लौह—इसके सेवन से पांडु, कमला, अजीर्ण, अम्ल पित्त आदि का निवारण होता है।

आमलकी अवलेह—इसके सेवन से युवावस्था की प्राप्ति तथा सुंदर शरीर की पुष्टि होती है।

मधुमेह चूर्ण—इसका सेवन मधुमेह में लाभकारी होता है।

आमलकी घृत—इसके सेवन से दीर्घायु, रूपवान्, गौरवशाली, जरा-रहित तथा मेधा शक्ति से भरपूर जीवन प्राप्त होता है।

वृहद् धात्री घृत—इसके सेवन से स्त्रियों के प्रदर रोग का निवारण होता है।

महातिक्त घृत—इसके नियमित सेवन से कोढ़, वातरक्त, रक्त पित्त, खूनी बवासीर, अम्ल पित्त, खुजली, फोड़ा, पांडु रोग, कामला, भगंदर, कंठमाला आदि कष्टसाध्य रोगों का निदान हो जाता है।

बवासीर-नाशक महोषधि—इसके नियमित सेवन से बवासीर से गिरनेवाले रक्त एवं पीड़ा से निदान हो जाता है। नियमित सेवन से मस्से निर्जीव होकर गिर जाते हैं। इसी प्रकार इससे बनी अन्य अनेक औषधियाँ हैं, जो अत्यंत लाभकारी हैं।

आँवला चूर्ण या लच्छे पाचक मिलाकर तैयार करा दिए जाएँ तो पान मसाले की जगह उपयोग में लाए जा सकते हैं। इससे पान मसाले से होनेवाली जानलेवा बीमारी कैंसर से बचा जा सकता है। आँवला कैंडी भी बच्चे, जवान, बूढ़े समान रूप से सेवन कर सकते हैं। तीन-चार माह, जब तक ताजा आँवला आता है, उसका सबसे सस्ता बढ़िया और स्वास्थ्यवर्धक सेवन करने का तरीका है। ताजे आँवले के फल को अमरूद की तरह दाँत से काटकर खाना चाहिए। कम-से-कम दो-तीन आँवला शरीर में जाए तो लाभ प्रत्यक्ष दिखाई देगा। यह संभव न हो तो दो-तीन आँवले का रस निकालकर एक-दो चम्मच शहद के साथ सेवन करने से भी अत्यंत लाभ मिलेगा। यह भी संभव न हो तो आँवले की चटनी धनिया व पुदीना के साथ बनाकर जलपान तथा भोजन के समय सेवन करने से निश्चित लाभ मिलेगा।

आँवला से निर्मित औषधियों के विदेशों में निर्यात की अपार संभावनाएँ हैं। भारत सरकार को इस दिशा में निर्माताओं को सहयोग देना आवश्यक है। 'वियाग्रा' जिस प्रकार इतनी जल्दी सारे विश्व में प्रचारित हो गई, क्या हमारे उत्पादन इसी प्रकार प्रसारित नहीं हो सकते? हमारे देश के बड़े निर्माता जैसे—डाबर, झंडू, हिमालया आदि को निर्यात बढ़ाने में विशेष ध्यान देने की आवश्यकता है। इन बड़ी उत्पादक कंपनियों को प्रोत्साहन देकर छोटे निर्माताओं को सक्षम करना होगा, ताकि निर्माण का काम छोटे उद्यमी करें एवं विपणन की व्यवस्था बड़े व्यवसायी कर सकें। आँवला एक ऐसा गुणकारी फल है जिसका सेवन बच्चे, जवान, बूढ़े, स्त्री-पुरुष समान रूप से कर सकते हैं। इसका सेवन आपको स्वस्थ रखते हुए आयु-वृद्धि करेगा।

□

20

विश्व की दृष्टि हमारी जड़ी-बूटियों पर

प्रकृति ने मनुष्य जाति के प्रादुर्भाव के पहले विभिन्न प्रकार की जड़ी-बूटियाँ एवं वनस्पतियाँ पैदा कर दीं। इन जड़ी-बूटियों में वे सारे गुण मौजूद हैं, जो रोगी होने से बचाने तथा रोगी को ठीक करने के लिए आवश्यक हैं। आदि मानव ने सबसे पहले कब और किस पौधे का उपयोग औषधि के रूप में किया था, इसका कोई प्रामाणिक दस्तावेज उपलब्ध नहीं है। पर ऋग्वेद को औषधीय पौधों के विषय में जानकारी प्रदान करनेवाला पहला प्रामाणिक दस्तावेज मान सकते हैं। इससे पता चलता है कि आर्य प्राचीन काल में 'सोम' नामक पौधे का उपयोग औषधि के रूप में करते थे। प्राचीन भारतीय चिकित्सा-पद्धति में जड़ी-बूटियों से निर्मित औषधियों का अधिक वर्णन मिलता है। इसका एक प्रमुख कारण यह है कि आदि मानव ने रोगग्रस्त होते ही पहले उन पौधों का औषधि के रूप में उपयोग किया, जो उसे अपने नजदीक सरलता से मिल जाते थे। यही कारण है कि आर्य वैदिक चिकित्सकों एवं ग्रंथकारों ने यह निष्कर्ष निकाला कि रोगी अपने आस-पास उगनेवाली जड़ी-बूटियों से ही ठीक हो सकता है। उसे जड़ी-बूटियों की तलाश में व्यर्थ ही दूर तक भटकने की कोई आवश्यकता नहीं है।

जड़ी-बूटियों के विदेशी शोधकर्ताओं ने सदा से ही जंगल में रहकर विभिन्न प्राकृतिक औषधियों से चिकित्सा कर रहे व्यक्तियों को सम्मान दिया है। एक ब्रिटिश विशेषज्ञ अपनी पुस्तक में लिखते हैं कि 'यदि भारतीय जड़ी-बूटियों के विषय में जानकारी चाहिए तो आपको जंगल से जुड़े लोगों पर विश्वास करना होगा, उनके साथ रहना होगा और जड़ी-बूटियों की तलाश में घने जंगलों के अंदर जाना होगा तथा ऊँचे पहाड़ों पर चढ़ना होगा।'

विश्व में जड़ी-बूटियों से निर्मित औषधियों का प्रचलन जोरों पर है। नवीनतम आकलन के अनुसार, वर्तमान में विश्व में लगभग 3 लाख करोड़ रुपए की जड़ी-बूटियों की औषधियों की बिक्री हो रही है। जड़ी-बूटी क्षेत्र में विश्व की प्रमुख कंपनियाँ प्राकृतिक रूप से संपन्न भारत को आधार बनाना चाह रही हैं। भारत में वैदिक काल से ही औषधीय महत्त्व रखनेवाले पौधों, लताओं और वृक्षों की पहचान की गई है। जड़ी-बूटियों के चमत्कारिक औषधीय प्रभाव को वैज्ञानिक धरातल पर जाँचा-परखा जा चुका है। आज भी आयुर्वैदिक दवाओं का चलन देहातों, कस्बों और छोटे शहरों में अधिक है। महानगरों का संपन्न वर्ग कालांतर में एलोपैथिक दवाओं के दुष्प्रभावों से घबराकर आयुर्वेद की तरफ लौटने लगा है। एकाएक ही विश्व में एलोपैथिक दवाओं के स्थान पर वैकल्पिक जड़ी-बूटी की परंपरागत दवाओं की तरफ झुकाव बढ़ने लगा है। अनेक कंपनियों ने जड़ी-बूटी (हर्बल) सौंदर्य प्रसाधनों के उत्पादनों को बाजार में उतारा है। जड़ी-बूटी, औषधीय पौधे, लताओं तथा वृक्षों से निर्मित केश निखारने के शैंपू, केश तेल, त्वचा को चमकाने के लोशन, चेहरे की आभा लानेवाली क्रीम, पाउडर, टूथ पेस्ट, अधरों को रँगने की लिपस्टिक, काजल, बिंदी, बाल रँगने के रंग और नेल पॉलिश आदि आ रहे हैं। भारत से औषधीय पौधों, वृक्ष उत्पादों का निर्यात भी जोर पकड़ रहा है। वर्तमान में 436 करोड़ रुपयों के औषधीय पौधों का निर्यात हो रहा है। इसके निर्यात में सौ गुना तक वृद्धि होने की पूरी संभावना है।

महर्षि चरक की 'चरक संहिता' में पेड़-पौधों के औषधीय महत्त्व की गहन विवेचना की गई है। इसमें प्रत्येक पेड़-पौधे की जड़ से लेकर पुष्प, पत्ते एवं अन्य भागों के औषधीय गुणों और रोग उपचार की विधियाँ वर्णित हैं। आयुर्वेद के देवता धन्वंतरि ने जड़ी-बूटियों के अलौकिक संसार से जगत् का साक्षात्कार कराया है। पेड़-पौधों के औषधीय महत्त्व को दृष्टिगत रखकर मिथकों की रचना की गई। भारत में पीपल में विष्णु भगवान् का वास माना गया। बीसवीं सदी में वैज्ञानिकों ने यह खोज निकाला कि केवल पीपल रात-दिन ऑक्सीजन छोड़ता है, जबकि अन्य पेड़ रात को कार्बन डाइ-ऑक्साइड छोड़ते हैं। घरों में तुलसी के पौधे के पूजन की परंपरा प्रचलित है। तुलसी के पौधे के सभी भाग यानी जड़, पत्ता, फूल, फल, डंठल आदि का औषधीय महत्त्व है। भारत में वर्षों से जहरीले आक के पौधे से फोड़े-फुंसी का उपचार किया जाता है। गाँवों से शहरों तक नीम के औषधीय गुणों से कौन अपरिचित है ? चर्म रोग में, कपड़ों को कीड़ों से बचाने में, दाँतों को निरोग रखने में तथा अनाज को घुन लगने से बचाने में नीम का उपयोग सदियों से हम करते आए

हैं। नीम खली की खाद दोहरा काम करती है—खाद तथा फसल को कीटाणु-मुक्त रखने के लिए भी। चेचक के अवसर पर नीम की पत्तियों को दरवाजे पर बाँधने की पुरानी परंपरा है।

विश्व स्वास्थ्य संगठन (W.H.O.) ने कहा है कि अगले बीस वर्षों में एलोपैथी की एंटीबायटिक दवा मनुष्य शरीर पर असर करना बंद कर देगी, यानी शरीर एंटीबायटिक के प्रति इम्यून हो जाएगा। यह स्थिति आने से पहले ही पूरे विश्व को सचेत हो जाना होगा कि शरीर को निरोग तब एलोपैथी कैसे रख पाएगी। इसका एकमात्र उपाय है जड़ी-बूटियों का अधिकाधिक उपयोग। यही कारण है कि विश्व का झुकाव जड़ी-बूटियों के उपयोग की ओर बढ़ा है। सारे विश्व की निगाहें हमारे देश की जड़ी-बूटियों पर लगी हैं, क्यों? क्योंकि हमारे पास जड़ी-बूटियों के विज्ञान का शास्त्र आयुर्वेद के रूप में उपलब्ध है। हमारा आयुर्वेद विश्व का प्राचीनतम चिकित्सा-शास्त्र है। हमारी जड़ी-बूटियाँ भी सर्वाधिक शक्ति-संपन्न हैं, क्योंकि प्रखर सूर्य तथा सभी प्रकार के मौसम ही उसे शक्ति-संपन्नता प्रदान करते हैं। विकसित देशों के पास प्रखर सूर्य नहीं हैं तथा इतने मौसम भी नहीं हैं। यही कारण है कि हमारी जड़ी-बूटियाँ दुनिया में सर्वाधिक असरदार हैं। हमें केवल इनका प्रसार-प्रचार करके विश्वव्यापी बनाना है तथा इसके निर्यात से विदेशी मुद्रा की आय बढ़ानी है।

आज केवल आयुर्वेद की प्रामाणिकता के आधार पर विश्व बाजार हमारी जड़ी-बूटियों की ओर आकर्षित नहीं होगा। विदेशों में आकर्षण बढ़ाने हेतु प्रयोगशाला में जाँच तथा क्लिनिकल ट्रायल भी आवश्यक है। विश्व के सामने जब सप्रमाण सारी गुणवत्ता रखी जाएगी तो हमारे देश की जड़ी-बूटियों की माँग विश्व-स्तर पर बढ़ना अवश्यंभावी है। हमें विकसित देशों की आवश्यकता के अनुरूप तो निर्माण करना ही होगा, साथ ही हमें जड़ी-बूटियों से निर्मित औषधियों के उपयोग के प्रति भी पुनः आकर्षण पैदा करना होगा। हमारे देश में जड़ी-बूटियों के महत्त्व के प्रति लोगों को सचेत होने की आवश्यकता है, ताकि आवश्यकता के अनुरूप प्रयोगशालाओं का निर्माण हो तथा हम उन्हें पूरी गुणवत्ता के साथ सुरक्षित रख सकें।

अगर फ्रीज ड्राइ की नई तकनीक से जड़ी-बूटियों को सुखाया जाए तो सारी गुणवत्ता सुरक्षित रहेगी, जैसे—रंग, स्वाद, गंध तथा शक्ति-संपन्नता। इन्हें कैप्सूल में भरकर वर्ष-पर्यंत सुलभ कराया जा सकता है। आयुर्वेदसम्मत जड़ी-बूटियों को उपयोगी बनाने हेतु प्राचीन एवं नवीन को एक साथ जुड़ना पड़ेगा। अगर आज के विज्ञान की देन 'फ्रीज ड्राइ तकनीक' न होती तो जड़ी-बूटियों के सारे गुण-धर्म

सुरक्षित रख पाना संभव न होता। आजकल रोगों की जाँच के भी काफी उपकरण विज्ञान ने हमें सुलभ कराए हैं, जबकि पहले केवल नाड़ी विज्ञान था। जाँच कराने में इन विज्ञानसम्मत उपकरणों का उपयोग हमारे लिए अत्यंत लाभकारी है। अत: प्राचीन एवं नवीन का जुड़ना आज की परम आवश्यकता है।

सरकार को जड़ी-बूटियों के उत्पादन, संरक्षण तथा दवा के रूप में उपयोग हेतु फ्रीज ड्राइ तकनीक को विकसित करने की परम आवश्यकता है। चीन जड़ी-बूटियों के निर्यात से लगभग 22 हजार करोड़ रुपए तथा थाईलैंड 10 हजार करोड़ रुपए की विदेशी मुद्रा अर्जित कर रहा है। निर्यात के इन आँकड़ों के सामने हमारा निर्यात नगण्य है। अगर हमने नहीं ध्यान दिया तो हमारी जड़ी-बूटियाँ विदेशों से निर्मित होकर हमारे ही देश में आएँगी और हमें ऊँचे दामों में खरीदने के लिए विवश होना पड़ेगा। अगर ऐसा हुआ तो यह हमारा घोर निंदनीय अपराध होगा और भावी पीढ़ी हमें कभी क्षमा नहीं करेगी। भविष्य में स्वस्थ रहने का विकल्प केवल जड़ी-बूटियों के अधिकाधिक सेवन में ही निहित है।

□

21

कैसे व्यक्ति अपनी कमजोरियों को न्यायोचित ठहराता है

मैं सन् 1952 में काशी हिंदू विश्वविद्यालय में पढ़ता था। हमारे एक केमिकल इंजीनियरिंग के प्रोफेसर चाय बहुत पीते थे। मैंने एक दिन उनसे कहा, 'सर, आप चाय बहुत पीते हैं। क्या इसे कम नहीं कर सकते या छोड़ नहीं सकते?' तो उन्होंने कहा कि 'झुनझुनवाला, यह चाय नहीं, संजीवनी बूटी है।' मैंने कहा, 'सर, कैसे?' तो उन्होंने कहा कि 'लक्ष्मण को जब बाण लगा था तो हनुमानजी संजीवनी बूटी लाने कहाँ गए थे—असम के पहाड़ों पर, जहाँ चाय सबसे अधिक और सबसे बढ़िया होती है। जब हनुमानजी को चाय समझ में नहीं आई तो उन्होंने चाय बागान समेत पूरे पहाड़ को उठा लिया और ले गए लक्ष्मण के पास। सुषेण वैद्यजी ने जब पहाड़ पर चाय देखी तो तुरंत उन्होंने उस पहाड़ पर से चाय की पत्तियाँ तोड़ कर, ताजा चाय बनाकर लक्ष्मणजी को पिलाई और लक्ष्मण मस्त होकर खड़े हो गए।' इस प्रकार उन्होंने साबित कर दिया कि चाय ही संजीवनी बूटी है। उस समय मेरी हिम्मत नहीं हुई कि प्रोफेसर साहब से बहस करूँ, लेकिन भीतर-भीतर यह जरूर सोचने पर मजबूर हुआ कि जिस व्यक्ति को जिस चीज की लत रहती है वह उसके उपयोग के तर्क देकर उसे न्यायोचित ठहराने का प्रयास करता है। जब स्वयं न्यायोचित ठहराएगा तो उसे कम करना या छोड़ने का प्रश्न ही नहीं उठता। आज चाय एक ऐसा पेय पदार्थ हो गया है कि इसकी व्यापकता दिन पर दिन बढ़ती जा रही है। यह केवल हमारे ही देश में नहीं, विश्व के समस्त देशों में पहुँच चुकी है। जापान में तो विशेष समारोहों में 'ग्रीन टी' विशेष रूप से परोसी जाती है। गलत आदतें छूटती हैं उसे गलत समझने पर और छोड़ने के लिए प्रायश्चित्त करने पर।

मेरे पिताजी का स्वर्गवास हो गया था। सायंकाल 'गरुड़पुराण' सुनने की

प्रथा है। जो पंडितजी हमें गरुड़पुराण सुना रहे थे, उन्होंने एक दिन हमसे कहा कि 'भैयाजी, शाम के हमके जल्दी छोड़ देवल करी तो ठीक रहे।' हमने पंडितजी से पूछा कि 'गुरु, शाम के समय का जल्दी रहला?' तो गुरु ने कहा कि 'भैयाजी, शाम के समय हमार हरियाली (भाँग) लेवे का समय रहला।' तो फिर मैंने कहा कि 'गुरु, अभइँयों हरियाली का सेवन करै ला का?' तो फिर गुरु ने कहा कि 'भैयाजी, आप लोगन के हरियाली का महातिम मालूम नहीं हव, यही बदे आप लोग सेवन नाहीं करै ला।' तो हमने फिर पूछा कि 'महातिम का हो, जरा सुना दा?' तो गुरु ने सुनाया—'गंग भंग दुई बहिन हैं रहत सदा शिव संग/मुर्दा तारण गंग है जिंदा तारण भंग—सियावर रामचंद्रजी की जय।' पहले तो गुरु के श्रीमुख से भाँग का यह माहात्म्य सुनकर हम सभी लोग खूब हँसे और इसका अर्थ दोहराया कि गंगा और भाँग दो बहनें हैं, जो सदा भगवान् शिव के साथ रहती हैं। गंगा तो मुर्दे का तारण करती है, जिंदा का तारण तो भाँग करती है। भाँग का सेवन करनेवाले ने क्या बढ़िया तर्क दिया है! एक और तर्क देते हैं कि भाँग जब भगवान् शंकर को चढ़ाई जाती है तो खराब कैसे है? उनसे कौन तर्क करे कि भगवान् शंकर को तो धतूरा भी चढ़ाया जाता है, जरा उसका भी सेवन करो! लेकिन यह इनसान की कमजोरी है कि वह अपनी गलत आदतों को भी तर्क देकर न्यायोचित ठहराने का प्रयास करता है।

एक व्यक्ति शराब अधिक पीता था। मैंने उससे कहा कि 'क्यों इतनी शराब पीकर अपने स्वास्थ्य को बिगाड़ने पर तुले हो?' तो उसने जवाब में कहा कि 'भैया, शराब कोई खराब चीज थोड़े ही है। हमारे देवी-देवता भी इसका सेवन करते थे, ऐसा हमारे शास्त्रों में उल्लेख आता है।' मैंने पूछा कि 'क्या उल्लेख आता है?' तो उसने बताया कि 'शास्त्रों में देवी-देवताओं द्वारा 'सोमरस' के पान का विधान है। यह सोमरस है क्या, यही शराब तो है। पुराने जमाने में जिसे 'सोमरस' कहा जाता था, आज उसे ही 'शराब' कहा जाता है। जरा आप भी इसका पान कर देखें तो सही, तब न इसके गुणों का अंदाज मिलेगा। इतने लोग इसका सेवन करते हैं तो क्या इतने लोग बेवकूफ हैं? जो सेवन नहीं करते हैं उनकी समझदारी में मुझे कहीं-न-कहीं कमी समझ में आती है।' इन तर्कों से उसने केवल अपने को ही बुद्धिमान नहीं बना लिया, उन लोगों को बेवकूफ भी बना दिया जो इसका सेवन नहीं करते।

एक व्यक्ति वेश्यागामी था। मैंने उससे कहा कि वेश्यागमन अक्षम्य अपराध है। उसने कहा कि 'भैया, मैं तो वेश्यागमन के उपरांत वेश्या को छोड़कर चला जाता हूँ। पहले के जमाने में हर मंदिर में देव-दासियों को रखने की प्रथा थी। ये देव-दासियाँ क्या थीं? पुजारियों ने मंदिरों में ही उन्हें बसा लिया था, ताकि वेश्यागमन हेतु बाहर न जाना पड़े। देवदासियाँ भी केवल जवान लड़कियाँ ही रखी जाती थीं। उन जवान लड़कियों को पहले भगवान् को अर्पण किया जाता था, ताकि उनका

पितृगृह से संबंध-विच्छेद हो जाए। विवाहिता या परित्यक्ता का देवदासियों के रूप में रखना वर्जित था।' यह तर्क मैंने जब उसके श्रीमुख से सुना तो अपना माथा ठोक लिया कि आदमी चाहे जितना गुनाह करे, हर चीज के उपयोग को न्यायोचित ठहराने हेतु तर्क उपस्थित करना संभव है।

एक आदमी को भोजन जरूरत से ज्यादा करने की आदत थी। उम्र केवल तीस वर्ष थी तथा उसके सारे शरीर में कई प्रकार के रोग व्याप्त हो गए थे। वैद्यजी ने देखा तो कहा कि तुम्हारी भोजन करने की दिनचर्या क्या है ? तो उसने सारी बात कह सुनाई और अंत में कहा कि रात में सोने के समय आधा किलो मलाई का सेवन जरूर करते हैं। वैद्यजी ने उसे समझाया कि तुम मलाई का सेवन नहीं करते हो, जहर का सेवन करते हो। उसे तत्काल छोड़ दो। तो उसने कहा कि 'देखिए वैद्यजी, आप चाहे हीरा भस्म दीजिए या स्वर्ण भस्म, लेकिन हमें मलाई खाने के लिए मना मत कीजिए।' पुन: वैद्यजी ने कहा कि 'तुम मलाई खाते रहो और हमारी दवा से तुम्हें लाभ मिलता रहे, ऐसी दवा मेरे पास नहीं है। तुम सिर में कफन बाँधकर तीस दिन और मलाई खा लो।' वह मरीज यह कहते हुए वहाँ से बिना दवा लिये उठकर चला गया कि 'मलाई नहीं छोड़ेंगे, शरीर भले ही छूट जाए।' ठीक तीस दिन तक ही वह मलाई खा सका और पता चला कि तीस वर्ष का जवान मलाई नहीं छोड़ सका, लेकिन शरीर छूट गया।

कहने का तात्पर्य यह है कि हम अपनी गलत आदतों को क्यों नहीं छोड़ पाते। छूटने की पहली सीढ़ी है कि पहले उस आदत को गलत समझें। उसे कभी भी न्यायोचित ठहराने का प्रयास न करें। जब आदत को गलत समझेंगे तो छोड़ने के लिए प्रायश्चित्त करेंगे। अपने मन को समझाने का प्रयास करें। स्वयं सोचें कि क्या मैं अपनी इंद्रियों का इतना गुलाम हूँ कि अपनी गलत आदतों को छोड़ नहीं सकता ? संतों एवं शास्त्रों के मर्मज्ञ आचरणवान् व्यक्तियों की शरण में बैठें और उनके उपदेशों को जीवन में उतारने का प्रयास करें, छूटेंगी कैसे नहीं। छोड़ने की तड़पन होनी चाहिए। जैसे मदिरा सेवन की तड़प होती है कि समय पर नहीं मिलती तो व्यक्ति तड़पने लगता है, उसी प्रकार छोड़ने की अगर तड़प हो जाए तो छूटना संभव है। मैंने इस प्रयोग से कई लोगों के जीवन में परिवर्तन आते देखा है। डाकू को महात्मा बनते आप देख सकते हैं। कारण उसके अंदर की ऊर्जा को केवल दिशा-परिवर्तन की आवश्यकता है; पर आलसी व्यक्ति में परिवर्तन लाना कठिन काम है। कारण, उसमें कुछ भी करने की महत्त्वाकांक्षा है ही नहीं। इसीलिए संत-महात्मा कहते हैं कि बुरी आदतों को छोड़ना चाहते हो तो सबसे पहले उसे न्यायोचित ठहराना बंद करो और छोड़ने के लिए प्रायश्चित्त करो। यह कुछ कठिन जरूर है, लेकिन असंभव नहीं है। □

22

सुंदर कौन?

हिंदी में जिसे 'सुंदर' कहते हैं, संस्कृत में भी उसे 'सुंदर' कहते हैं; अंग्रेजी में उसे 'ब्यूटीफुल' तथा उर्दू में 'खूबसूरत' कहते हैं। यह लिखने का तात्पर्य यह है कि इन भाषाओं में भी इस 'सुंदर' शब्द के पर्यायवाची शब्दों से हम परिचित हो जाएँ।

हमारे संस्कृत वाङ्मय में 'सत्यं, शिवं, सुंदरम्' कहा गया है, यानी जो सत्य है एवं शिव (कल्याणकारी) है, वही सुंदर है। अगर सच पूछा जाए तो 'सुंदर' शब्द की व्याख्या इससे सुंदर हो नहीं सकती। अंग्रेजी साहित्य के विद्वान् कीट्स ने भी इसी विचार को स्वीकार करते हुए कहा है कि 'ब्यूटी इज ट्रुथ ऐंड ट्रुथ इज ब्यूटी', यानी सुंदर ही सत्य है तथा सत्य ही सुंदर है। अगर 'सत्य ही सुंदर है' के विस्तार में जाएँ तो हम देखेंगे कि भगवान् राम अति सुंदर हैं, लेकिन रंग के साँवले हैं। भगवान् कृष्ण की सुंदरता का तो कहना ही क्या! काले होते हुए भी उन्होंने कितनों के चित्त को चुराया, गणना करना मुश्किल है। गोपियों ने कृष्ण में कौन सी सुंदरता देखी? हमारी सभी देवियाँ चाहे लक्ष्मी हों या सरस्वती, दुर्गा हों या सीता—सभी सुंदर हैं। ये देवी-देवताओं के सभी पात्र सत्य स्वरूप हैं, अतः सुंदर हैं।

हमने सामान्य अर्थों में सुंदरता को शरीर की सुंदरता से जोड़ा है। लेकिन हिंदी के सुप्रसिद्ध उपन्यासकार श्री भगवती चरण वर्मा ने कहा है कि 'दुनिया का सारा सौंदर्य स्वस्थ शरीर में है।' अब जरा विचार करें कि स्वस्थ शरीर कहते किसे हैं? क्या कोई पहलवान, बॉडी बिल्डर, बॉक्सर, धावक, खिलाड़ी आदि स्वस्थ शरीर वाले हैं? केवल पहलवान आदि होना स्वस्थ शरीर की पहचान नहीं है। व्यक्ति जब तक तन एवं मन दोनों से प्रसन्नचित्त नहीं होगा, वह स्वस्थ नहीं माना

जाएगा। तन एवं मन दोनों से निरोग होना आवश्यक है। तन के निरोगी की कल्पना तो हम कर सकते हैं, लेकिन मन का निरोगी होना क्या है? मन के रोग हैं काम, क्रोध, लोभ, मोह, मत्सर आदि। जब तक व्यक्ति तन एवं मन दोनों के विकारों से मुक्त नहीं होगा और सुसंस्कारों जैसे दया, क्षमा, सत्य, अहिंसा से युक्त नहीं होगा, उसे हम सही मायने में सुंदर नहीं कह सकते।

हमने 'लैला-मजनू' के किस्से बहुत सुने हैं और यह भी सुना है कि लैला काली थी, फिर भी अति मोहक थी। आखिर मजनू की आँखों ने लैला में क्या देखा? सुंदरता के लिए केवल गोरा होना आवश्यक नहीं है। शरीर के अंग-प्रत्यंग का सानुपातिक होना भी सुंदरता प्रदान करता है। सुंदरता केवल शरीर-सौष्ठव या गोरापन नहीं है। सुंदरता वह आकर्षण है, जो दूसरे को अपनी ओर आकर्षित करे। मैंने पचास की उम्र के पार के स्त्री-पुरुषों को देखा है। इस उम्र में भी उनके चेहरों में मोहकता है। देखते ही आकर्षित हो जाना स्वाभाविक है। कारण, उनमें स्नेहिल दृष्टि है तथा वाणी में माधुर्य है।

हमने अपनी वासनाओं के कारण ही केवल नारी को सुंदर-स्वरूप मान रखा है। जबकि ऐसे-ऐसे पुरुष मिलेंगे जिनको अगर नारी-वेश में उतार दिया जाए तो नारियों से अधिक सुंदर एवं आकर्षक लगेंगे। अत: सुंदरता में अधिकार केवल एक वर्ग का नहीं। यह तो दोनों वर्गों में समान रूप से पाया जाता है।

हमने पत्थरों की मूर्तियाँ देखी हैं, जो बरबस अपनी ओर आकर्षित करती हैं। मन करता है कि उन मूर्तियों के समक्ष बैठकर उन्हें बराबर देखते ही रहें। बाग-बगीचे कहीं-कहीं इतने सुंदर देखने को मिल जाते हैं कि वहाँ से हटने का मन ही नहीं करता। ऐसे बाग-बगीचों में बार-बार जाने का मन करता है। बच्चे सभी सुंदर लगते हैं, क्योंकि वे सहज हैं, सरल हैं और किसी भी प्रकार के विकारों से मुक्त हैं। आदमी के ही बच्चे नहीं, मैंने देखा है सड़क पर जानवरों के बच्चों को चलते हुए, चाहे वे कुत्ते के हों या घोड़े के, ऊँट के हों या हाथी के, इतने सुंदर एवं सहज लगते हैं कि उन्हें बराबर देखते ही रहने का मन करता है। गाय का बछड़ा जब छलाँग लगाकर दौड़ता है तो लगता है कि वह स्थल वृंदावन है।

ऐसे-ऐसे साधु-संन्यासी एवं विरक्त महात्माओं को देखा है कि उनका व्यक्तित्व आपको चुंबक की तरह अपनी ओर आकर्षित कर लेगा। कारण, शरीर पर ओज एवं तेज है तथा व्यवहार में उन्होंने सत्याचरण एवं शिव (कल्याण) को ही धारण कर रखा है। ऐसे व्यक्ति की सुंदरता को कौन पा सकता है? क्या आप जानते हैं कि भगवान् बुद्ध की सुंदरता कितनी भव्य थी? जिन्होंने महात्मा गांधी को देखा

है, वे बताते हैं कि महात्मा गांधी के शरीर में एक विशेष प्रकार का तेज एवं चमक थी, जो उनकी सुंदरता का आभास कराती थी। दाँत नहीं थे, वस्त्र भी कायदे के नहीं थे, लाठी लेकर चलते थे—इन सबके बावजूद उस व्यक्ति का आकर्षण 'सत्यं शिवं सुंदरम्' का साक्षात् स्वरूप लगता था।

सुंदर व्यक्ति को स्वस्थ होना आवश्यक है। स्वस्थ व्यक्ति सही भोजन करता है, आवश्यक श्रम करता है, सही एवं पूरी नींद लेता है, मन लगाकर अपना काम करता है, दूसरों के प्रति वैर-भाव नहीं रखता, हमेशा प्रसन्नचित्त रहता है। विषम परिस्थितियों में भी सम भाव से रहना ही स्वस्थ व्यक्ति का सामान्य लक्षण है। योग एवं प्रातः भ्रमण भी स्वास्थ्य प्रदान करता है। मौसमी फलों के सेवन से शरीर में कांति आती है। भोजन एवं विचारों में संतुलन भी व्यक्ति को प्रसन्न एवं सुंदर बनाते हैं। मालिश करना या कराना व्यायाम के साथ-साथ रक्त का संचार भी तेज करता है। इस क्रिया से शरीर के विजातीय द्रव्यों को भी रोमकूपों से बाहर निकलने का अवसर मिलता है।

अच्छे ढंग से बना मकान भी कितना सुंदर लगता है। कई व्यक्ति, चाहे पुरुष हो या स्त्री, एक बार के मिलन से ही आकर्षित कर लेते हैं। कारण, उनका सुंदर स्वरूप होता है, वस्त्र भी सलीके से पहने होते हैं तथा वाणी भी मीठी एवं सार्थक होती है। हमारे प्रभु ने सारे ब्रह्मांड को सुंदर एवं सुडौल बनाया है। हम अपने विकृत विचारों एवं गलत आदतों से सुंदर को कुरूप बना देते हैं। प्रातः सूर्योदय की लालिमा कितनी प्रसन्नता प्रदान करती है। रात में पूरा चाँद जब नीले आकाश में होता है तो उसकी सुंदरता का क्या कहना! इसीलिए सुंदर चेहरों को 'चाँद-सा मुखड़ा' की उपमा दी जाती है।

इस प्रकार, आप देखेंगे कि प्रकृति में सर्वत्र सुंदरता-ही-सुंदरता है। गुलाब को किसने सुंदरता एवं सुगंध प्रदान की है? प्रकृति हमारे ऊपर अत्यधिक मेहरबान है। हम प्रकृति के नियमों को जब तोड़ते हैं तो ही सुंदरता में कमी आती है। सुंदरता वही असली है, जो टिकाऊ है। बाहरी साधनों से प्राप्त सुंदरता तो नकली है, क्यों वह टिकाऊ नहीं है। अतः असली सुंदरता लाने के लिए सत्यं-शिवं का सिद्धांत आचार-विचार में उतारें। योग एवं भ्रमण करें, फलों का सेवन करें, विचारों में समता का भाव लाएँ। किसी के प्रति विषम विचार न रखें, हमेशा प्रसन्नचित्त रहें। इन विचारों एवं क्रियाओं से युक्त व्यक्ति—चाहे स्त्री-पुरुष कोई भी हो—'सुंदर' है। यह सुंदरता टिकाऊ रहेगी और आपकी सुंदरता सबके आकर्षण का केंद्र होगी। □

23

‘सुख’ क्या है और कहाँ है?

मैं जब ‘श्रीमद्‌भागवत’ में माता कुंती का प्रकरण पढ़ रहा था तो मुझे लगा कि आज तक किसी ने वरदान में विपत्तियाँ नहीं माँगीं। माता कुंती ने भगवान् कृष्ण से कहा, ‘हे जगद्‌गुरु! हमारे जीवन में सर्वदा पग-पग पर विपत्तियाँ आती रहें, क्योंकि विपत्तियों में ही निश्चित रूप से आपके दर्शन हुआ करते हैं और आपके दर्शन हो जाने पर फिर जन्म-मरण के चक्र में नहीं आना पड़ता। ऊँचे कुल में जन्म, ऐश्वर्य, विद्या और संपत्ति के कारण जिसका घमंड बढ़ रहा है वह मनुष्य तो आपका नाम भी नहीं ले सकता; क्योंकि आप तो उन लोगों को दर्शन देते हैं, जो अकिंचन हैं।’ एक प्रचलित कहावत है—

दुःख में सुमिरन सब करैं, सुख में करै न कोय।
जो सुख में सुमिरन करै, तो दुःख काहे को होय॥

दुःख से ही सुख पैदा होता है। उसको और अधिक स्पष्ट करने के लिए राजकुमार सिद्धार्थ का उदाहरण उपयुक्त होगा। सिद्धार्थ राजा के घर पैदा हुए। राजमहल में सुख से रहते थे। सर्व-सुंदरी यशोधरा से उनका विवाह हुआ। मात्र सात दिन के अपने नवजात पुत्र राहुल को छोड़कर केवल उनतीस वर्ष की आयु में रात्रि के समय घर छोड़कर जंगल की राह पकड़ ली। जंगल में जाकर अपने आभूषण तथा राजवस्त्र को छंदक से भेजवा दिया। अपनी तलवार से अपने केश काट डाले और संन्यासी का वेश बनाया। राजमहल में जब रहते थे तो उन्होंने सबसे पहले एक वृद्ध को देखा, जो लाठी टेककर चलता हुआ दिखाई पड़ा। वृद्धावस्था से उसका शरीर जर्जरित था, बाल पके हुए थे, दाँत टूटे हुए थे, कमर झुकी थी, आँखें धँसी थीं। उसकी दशा देखकर वे बहुत दुःखी हुए। फिर रोगी को देखा तो पुनः बहुत

दुःखी हुए। इसके बाद एक मुर्दे को देखा और साथवालों को शोक में ले जाते देखा तो बहुत चिंताग्रस्त हो गए। लेकिन चौथी बार एक संन्यासी को देखा, जिसका सिर मुँड़ा था, कपड़ा रँगा था, शांत व गंभीर था, हाथ में भिक्षा का पात्र था। संन्यासी के शांत व प्रसन्न रूप को देखकर उन्हें बड़ी प्रसन्नता हुई।

वृद्ध, रोगी एवं मृतक को देखकर राजकुमार चिंतित रहने लगे। वृद्धावस्था से, रोग से एवं मृत्यु से लोगों को कैसे छुटकारा मिल सकता है और उसका उपाय क्या है। अपने विलासी जीवन से घृणा हो गई, मन में वैराग्य हो गया। संसार के लोगों का दुःख से छुटकारा पाने का मार्ग खोजने के लिए मन उद्विग्न हो उठा। निकल पड़े महल, पत्नी एवं पुत्र को छोड़कर। सात वर्ष तक घूमते फिरते रहे, लेकिन अंत में उनको ज्ञान प्राप्त हुआ और उन्होंने दुःख से मुक्ति का उपाय खोज निकाला। राजकुमार अगर महल में ही रहते तो दुःख-मुक्ति का उपाय न खोज पाते। कुंती ने विपत्तियाँ माँगीं कि विपत्तियों में प्रभु के दर्शन होते रहेंगे। प्रभु-दर्शन के सुख के आगे दुःख भी दुःख नहीं रह जाते। बुद्ध को महल छोड़ने में जो सुख मिला, वह महल में नहीं मिलता।

महाभारत युद्ध के पहले अपने स्वजनों को देखकर अर्जुन को विषाद (दुःख) हुआ। अगर अर्जुन को यह दुःख न होता तो भगवान् कृष्ण का अमर संदेश 'गीता' के रूप में प्रवाहित न होता। 'गीता' ने केवल अर्जुन के विषाद को दूर नहीं किया। आज के पाँच हजार वर्ष से ज्यादा पहले की 'गीता' आज भी सबका दुःख-हरण कर रही है और जब तक इस पृथ्वी पर मनुष्य रहेगा, 'गीता' उसका दुःख दूर करती रहेगी। इस प्रकार सुख की उत्पत्ति दुःख से होती है। प्रकृति में भी पहले काँटे आए, तब गुलाब आया; पहले कीचड़ आया, तब कमल आया; पहले रावण आया, तब राम आए; पहले कंस आया, तब कृष्ण आए; पहले विष आया, तब अमृत आया और पहले गुलामी आई, तब गांधी आए।

श्रीमद्भागवत में भी भगवान् ने यही बात दोहराई है कि सुख के साधन-उपकरणों को त्यागे बिना कोई भी परमानंद को नहीं प्राप्त कर सकता। पाँच वर्ष के बालक ध्रुव को राजा (पिता) की गोद से हटा देने पर जब उसे ठेस लगी, तभी वह अखंड दुःखमय तप करके संसार के सर्वोच्च ध्रुव पद का अधिकारी हुआ। कुंती-पुत्र पांडवों ने महान् कष्ट सहने के बाद ही सुख-साधन से संपन्न पृथ्वी का राज्य प्राप्त किया। हमारे पूर्वज महर्षियों ने अपने उग्र तप रूप कष्ट से ही सभी सिद्धियों को प्राप्त किया और महान् गौरव से मंडित हुए। आधुनिक काल में भी गांधी, विनोबा, तिलक, महामना मालवीय, सुभाष चंद्र बोस आदि का जीवन भी इसका ही

उदाहरण है, जिन्हें लोकोत्तर सम्मान स्वरूप सुख प्राप्त हुआ है। स्वयं मानव रूप धारण करने वाले भगवान् राम को भी पहले वनवास और अन्य भयंकर क्लेश सहन करने के बाद ही भगवत्ता मिली। इसी भाँति भगवान् कृष्ण को जन्म से ही नाना प्रकार की आपत्तियों और असुरों से जूझना पड़ा। इसके बाद ही पूर्णावतार के रूप में उनकी ख्याति हुई। जगद्गुरु शंकराचार्य का संपूर्ण जीवन ही संघर्ष का रहा, जिससे उन्हें साक्षात् शंकर का अवतार माना गया। महर्षि दयानंद, स्वामी विवेकानंद को भी इसी संदर्भ में देखा जाना चाहिए।

वर्तमान में लाखों के बलिदान के कारण ही भारत को हम आज इस रूप में देखते हैं। उन सभी बलिदानियों का त्याग हमारे हृदय-देश पर अंकित है और अमर है। बिना दुःख उठाए लोक-परलोक का सभी सुख अप्राप्य है। कबीरदास ने कहा है—

'सुख के माथे सिल परे नाम हिए से जाय।
बलिहारी वा दुक्ख की पल-पल नाम रटाय॥'

तो सुख क्या है ? यह लौकिक संपत्ति, ऐश्वर्य, परिवार आदि में नहीं है। यह तो सुख का आभास मात्र है। असली सुख तो इसके त्याग में है। जिसने त्याग किया वही सुखी हुआ। त्याग में सुख है और जब हमारी आसक्ति नहीं रहेगी तो हम सुखी हो जाएँगे। एक राजा भी संन्यासी के आगे झुक जाता है। राजा परिग्रह का प्रतीक है और संन्यासी अपरिग्रह का। यानी संग्रह झुक जाता है त्याग के आगे। कबीर की यह वाणी प्रसिद्ध ही है—

'चाह गई चिंता मिटी मनवा बेपरवाह।
जाको कछू न चाहिए वाही शहंशाह॥'

□

24

श्रद्धा एवं श्राद्ध

हम जीवित अवस्था में अपने बड़े-बुजुर्गों के प्रति श्रद्धा करते हैं, लेकिन उन्हीं बड़े-बुजुर्गों के मरने के उपरांत श्राद्ध करते हैं। लेकिन जिन बड़े-बुजुर्गों के प्रति हमने जीवित अवस्था में श्रद्धा प्रदर्शित नहीं की, क्या मरने के उपरांत उनका श्राद्ध करने का हमें अधिकार है? अगर सच पूछिए तो अधिकार नहीं है; लेकिन फिर भी हम श्राद्ध करते हैं, क्यों? कारण, लोक-लाज से। हमने अगर श्राद्ध कर्म नहीं किया तो समाज क्या कहेगा, उलाहना देगा। इस उलाहने से बचने के लिए तथा समाज में अपनी प्रतिष्ठा कायम करने के लिए लोक-लाजवश हमें श्राद्ध कर्म करना पड़ता है।

हम जीवित अवस्था में अपने बरतनों पर भी अपना नाम खुदवाते हैं। पिता का नहीं, लेकिन पिता के मरने के बाद हम उनके प्रति अधिक प्रेम दरशाते हैं। उनके नाम से उनकी स्मृति में गोशाला में खटाल बनवाते हैं। किसी धर्मशाला, मंदिर या अतिथिशाला में उनके नाम से कमरे बनवाते हैं। उनके नाम से स्कूल खुलवाते हैं तथा अन्य सेवा-कार्य में उनके नाम का उपयोग करते हैं। इसी प्रकार, जीवित अवस्था में पिता को सुखपूर्वक घी लगी रोटी भी नहीं देते, लेकिन मरने पर घाट पर घी का पीपा उड़ेलते हैं। ये हमारी विसंगतियाँ हमें कहाँ ले जाएँगी? इन पर खुले दिमाग से विचार करने की आवश्यकता है। हम 'वानप्रस्थ' का अर्थ भूल गए। हम भूल गए कि संन्यास क्या है? वानप्रस्थ अवस्था में हम पुत्र को आगे कर दें तथा स्वयं पीछे हो जाएँ, ताकि हम उसकी चाल देख सकें। वरना हम आगे रहेंगे तो पुत्र हमारी चाल देखेगा और ऐब निकालेगा। संन्यास में तो अपनी गृहस्थी के प्रति भी लगाव समाप्त हो जाता है। शरीर अपने स्वार्थ से परमार्थ की यात्रा में चला जाता है।

यह अवस्था उसे सद्गति प्रदान करेगी।

इसी प्रकार, जब कोई शव (मुरदा) जा रहा होता है तो हम उसको नमन कर लेते हैं। हम यह नहीं देखते कि शव हिंदू का है या मुसलमान का, स्त्री का है या पुरुष का। उसके प्रति स्वाभाविक रूप से श्रद्धावश नमन कर लेते हैं। लेकिन उसी शव के जीवित अवस्था में उससे गाली देकर बात करते हैं, उससे भेदभाव रखते हैं, झगड़ा-झंझट करते हैं। या तो प्रेम करते हैं या विरोध करते हैं या तटस्थ रहते हैं। लेकिन उसी व्यक्ति के शव के प्रति विरोध, तटस्थता एवं प्रेम समाप्त हो जाता है और उसके प्रति केवल श्रद्धा हो जाती है तथा उसी श्रद्धा के कारण हम उसे नमन करते हैं। याद रखें, यदि हम उस मनुष्य से प्रेम नहीं कर सके जिसे हम देखते हैं, तो उस ईश्वर से जिसे हम नहीं देखते, कैसे प्रेम कर सकेंगे? मनुष्य ही तो उसकी श्रेष्ठतम कृति है।

इसी प्रकार, हम मूर्तियों की पूजा करते हैं। उनके सामने उनका गुणगान करते हैं। कितने-कितने शब्दों के विशेषण से उनका गुणानुवाद करते हैं, उनकी आरती उतारते हैं, उन्हें छप्पन भोग लगाते हैं, नित्य नवीन वस्त्र से उनका शृंगार करते हैं, ताजा सुगंधित फूलों से अलंकृत करते हैं। इत्र, गुलाब जल व चंदन आदि से उनकी प्रार्थना-अभ्यर्थना करते हैं; लेकिन यह सृष्टि तो उसी परमात्मा की पुण्यकृति है। यह इनसान उस परमात्मा की सर्वोच्च कृति है। इसके साथ हम कैसा व्यवहार करते हैं? क्या भूखे को भोजन कराने में, नंगे को वस्त्र पहनाने में एवं बेरोजगार को रोजगार देने में भी हम कभी अनुभव करते हैं कि यह ईश्वर की अप्रत्यक्ष पूजा है? बूढ़ी माँ पानी के लिए भले ही चिल्लाती रहे, लेकिन हम चले भगवान् शंकर पर जल चढ़ाने। हम मानते हैं कि गाय में तैंतीस करोड़ देवताओं का वास है। गोपाष्टमी पर हम गाय की पूजा करते हैं, आरती उतारते हैं, अक्षत-पुष्प चढ़ाते हैं, थोड़ा घास-जलेबी खिलाते हैं। गाय की पूँछ पकड़कर वैतरणी पार होना चाहते हैं। क्या हम वैतरणी पार हो जाएँगे? गाय की पूजा करनेवाले को गाय की सेवा करने के लिए कह दीजिए तो समय नहीं है। गोशाला का काम देखने को कह दीजिए तो फुरसत कहाँ है? चंदा देने में भी आनाकानी करेंगे। जब न सेवा के लिए समय है, न गौशाला की जिम्मेदारी के लिए तो गाय की पूजा कौन सा फल देगी? मैं दावे से कहता हूँ कि गाय की सेवा करो, भले ही गाय की पूजा मत करो—फल निश्चित रूप से मिलेगा। जैसे दवा का सेवन करने से लाभ मिलेगा, न कि दवा का या वैद्य का गुणगान करने से।

जिस देश में माँ लक्ष्मी हैं, वह गरीब क्यों है? फिर लक्ष्मी मानने का अर्थ

क्या है ? जिस देश में माँ सरस्वती हैं, वह एक भी नोबेल पुरस्कार लेकर न आ सके तो माँ सरस्वती के मानने का अर्थ क्या है ? जिस देश में बजरंग बली हों वह ओलंपिक में एक भी पदक न जीत सके, जबकि इतना विशाल देश हो जिसकी आबादी 1 अरब के ऊपर हो। ये स्थितियाँ हमें बाध्य करती हैं कि आखिर हमारी भूल कहाँ है ? हमें सोचने पर मजबूर होना पड़ेगा और इस बीमारी का इलाज ढूँढ़ना पड़ेगा। विद्वानों ने बताया कि हम लक्ष्मी को मानते हैं, लेकिन लक्ष्मी का कहा नहीं मानते। इसलिए यह उसी प्रकार लाभ नहीं करती जिस प्रकार हम वैद्य को तो मानें, लेकिन वैद्य का कहा नहीं मानें। वैद्य को चाहे जितना मानें, लेकिन लाभ तो वैद्य का कहा मानने से ही मिलेगा।

हम साधु-संन्यासी के पास जाते हैं—महाराज, हमें ज्ञान का उपदेश दीजिए। महाराज पूछते हैं कि सच बोलना पाप है या पुण्य ? हम कहते हैं कि पुण्य है। फिर पूछते हैं—दूसरे का रुपया लूटना अच्छा है या बुरा ? हम कहते हैं कि बुरा। फिर कहते हैं कि किसी को सताना सही है या गलत ? तो हम कहते हैं कि गलत। फिर महात्मा कहते हैं कि तुम्हें सभी उपदेशों का ज्ञान तो है। सवाल जानने का नहीं, मानने का है तथा धारण करने का है। जानने-मानने का कोई महत्त्व नहीं। महत्त्व है तो केवल धारण करने का। हमने पूजा को अलंकृत किया और जो पूजा करते हैं उसका सम्मान किया, लेकिन जो लोग सेवा-कार्य में लगे हैं उनकी सेवा की अनदेखी करते हैं। हमने सेवा को पूजा से ऊँचा माना ही नहीं। नतीजा क्या हुआ कि पूजकों की संख्या बढ़ गई और सेवकों का अभाव हो गया। हमारा साधु-संन्यासी समाज भी सेवा कार्य के प्रति उदासीन है। हमारे औषधालय, मंदिर, धर्मशालाएँ, गोशाला आदि सेवा संस्थाएँ अपने उद्देश्यों की पूर्ति नहीं कर पा रही हैं। कारण, निस्स्वार्थ भाव से सेवा करनेवालों का पूर्ण रूप से अभाव है। जिन लोगों ने घर-बार छोड़कर परमार्थ को ही अपना लक्ष्य बनाया है, वे भी सेवा कार्यों में कोई रुचि नहीं रखते। आज भी कई मंदिर अच्छे एवं संस्कारित पुजारियों के अभाव में लावारिस पड़े हैं। गोशालाओं की दशा तो और भी दयनीय है। कार्यकर्ताओं के अभाव में गोशालाएँ न तो दूध उत्पादन के लिए दुधारू गाय रख पाती हैं, न ठूँठ गायों की सेवा हो पाती है। उपलब्ध जमीन में हरा चारा नहीं होता और न हत्या के लिए जाती गायों को पकड़ने पर उनकी देखभाल एवं सुरक्षा हो पाती है। केवल रामकृष्ण अस्पताल में साधु-संन्यासी सेवा कार्य करते हैं, लेकिन अन्य अस्पतालों में साधु-संन्यासी कोई सेवा कार्य नहीं करते। उन्हें यह पाठ ही नहीं पढ़ाया गया कि दुःखी मानवता की सेवा ही प्रभु-पूजा है। कारण, मानव ही प्रभु की सर्वश्रेष्ठ कृति है। उन्होंने कभी

माना ही नहीं कि 'मानव-सेवा ही माधव-सेवा है'। इन विसंगतियों के चलते हमारे सोचने की दशा ने गलत दिशा पकड़ ली और जब दिशा ही गलत होगी तो दशा सुधरने का प्रश्न ही नहीं उठता।

हम गौरवमय अतीत में जी रहे हैं। हमारा वर्तमान खो गया है। हम वर्तमान की गौरव गाथा नहीं गाते। कलियुग में ही दोष देखते हैं। हम भूल जाते हैं कि सभी क्षेत्रों में आज की वैज्ञानिक उपलब्धियाँ कितनी महान् हैं। अंतरिक्ष यात्रा हो या चिकित्सा के क्षेत्र में, फसल का उत्पादन हो या फैक्टरी का उत्पादन, कोई भी क्षेत्र ऐसा नहीं जहाँ वैज्ञानिक उपलब्धियाँ महान् न हों। इनकी अनदेखी करना घोर अपराध है। इसी कलियुग में आदि गुरु शंकराचार्य, विवेकानंद, अरविंद, गांधी, तुलसी, कबीर आदि का प्रादुर्भाव हुआ है। हमारा कलियुग किसी मायने में भी किसी युग से किसी प्रकार से कम नहीं है। हम जिस घर में रहें या जैसे परिवार में रहें, उसी को खराब बताएँ तो हम हमेशा अशांत रहेंगे। अत: कभी कलियुग को खराब नहीं बताना चाहिए, वरना हमारा ही जीवन नरक हो जाएगा।

हम यज्ञ करते हैं, यज्ञ का महत्त्व बताते हैं; लेकिन क्षुधा-पीड़ित व्यक्तियों की क्षुधा शांत करने से कतराते हैं। यज्ञ में आहुति हमें अपने काम, क्रोध, लोभ की देनी चाहिए; लेकिन नहीं देते। नतीजा क्या होता है? हमें अपेक्षित लाभ नहीं मिलता।

आज आवश्यकता इस बात की है कि बुजुर्गों के प्रति श्रद्धा प्रदर्शित करना सीखें। उनके अनुभव का लाभ उठाएँ। अगर बुजुर्गों में कुछ कमी भी दिखाई दे तो उसकी अनदेखी करते हुए उनकी उपलब्धियों से अपने को लाभान्वित करें। मुर्दों एवं मूर्तियों को नमन करने के साथ-साथ जीवित व्यक्तियों के प्रति भी प्रेम प्रदर्शित करना सीखें। इससे जीवन में सुख-शांति मिलेगी और बुजुर्ग भी अपनी शेष जिंदगी सुख एवं सम्मानपूर्वक जी सकेंगे।

□

25

योग, भोग एवं रोग

योग, भोग एवं रोग में एक समानता है कि एक वस्तु या भाव के साथ दूसरी वस्तु या भाव का जब संयोग होता है, तभी तीनों ही घटित होते हैं। जब तक दूसरी वस्तु या भाव का संयोग नहीं होगा, न योग होगा, न भोग और न रोग। इसको समझने के लिए दृष्टांतों का सहारा लेना आवश्यक है। 'योग' के लिए योग के परमाचार्य महर्षि पतंजलि ने पहला सूत्र दिया कि 'योगः चित्तवृत्ति निरोधः'—यानी चित्त की वृत्तियों का निरोध ही योग है। इसमें चित्त एवं उसकी वृत्तियों को नियंत्रित करना ही योग है, यानी जब तक चित्त और उसकी वृत्तियाँ नियंत्रित नहीं होंगी, योग घटित नहीं होगा। दूसरे अर्थों में—योग की परिभाषा दी जाती है कि जब तक क्रिया के साथ मन का संयोग नहीं होगा, योग घटित नहीं होगा, यानी आँखें जहाँ देख रही हैं वहाँ अगर मन नहीं है, यानी मन कहीं अन्यत्र है तो भी आँखें उसे नहीं देख रही हैं—यानी क्रिया के साथ मन का होना ही योंग है। योग को तीसरे प्रचलित अर्थ में लिया जाता है—योगाभ्यास में या यौगिक क्रियाओं में। इस क्रिया में शारीरिक क्रिया तथा श्वास का तालमेल बैठाया जाता है। जब श्वास एवं क्रिया का तालमेल बैठता है, तभी इसे योग कहा जाता है। योग का व्यापक अर्थ लें तो दो अलग-अलग भाव या वस्तु का मिलन ही उसे योग बनाता है—यानी दोनों अलग-अलग अधूरे हैं और दोनों का योग ही उसे पूर्णता प्रदान करता है। योग इसीलिए महत्त्वपूर्ण हो गया कि दो अधूरी वस्तु या भाव मिलकर एक हो गए और इस एकाकार होने ने उसे पूर्णता प्रदान कर दी।

इसी प्रकार, 'भोग' शब्द के अर्थ का विचार करें। भोग क्या है? भोग यानी क्षणिक सुख के लिए किसी वस्तु का सेवन ही भोग है। भोग में भी दूसरी वस्तु आवश्यक है, लेकिन केवल इच्छा-पूर्ति के लिए दूसरी वस्तु का सेवन किया जाता

है। आवश्यकता से अधिक का सेवन ही भोग है। हम जीवन जीने के लिए भोजन करते हैं या भोजन का स्वाद लेने के लिए जीते हैं। इन दोनों में मौलिक अंतर है। जब जीवन जीने के लिए भोजन करेंगे तो भोजन हम भिक्षावृत्ति से करेंगे। भिक्षावृत्ति में जितना मिला और जो मिला उसका सेवन किया। भिक्षा कभी स्वाद-प्रधान नहीं होती। भिक्षा की मात्रा भी निश्चित रहती है। कारण, जीवन जीने के लिए जितने भोजन की आवश्यकता है उतनी ही रहती है। जैसे ही भोजन स्वाद-प्रधान होगा उसमें मात्रा अनियंत्रित हो जाएगी तथा उस भोजन का आवश्यकता से कोई संबंध नहीं रह जाएगा। अत: वह भोग की श्रेणी में आ जाएगा। इसी प्रकार, हमारे शास्त्रों ने संतानोत्पत्ति के लिए की गई रति-क्रिया को भी योग माना है। अन्य सभी क्रियाएँ चूँकि क्षणिक सुख प्रदान करती हैं, अत: उन्हें भोग का दर्जा दिया गया। भोग क्षणिक है। भोग का आवश्यकता से कोई संबंध नहीं है।

रोग में भी बाहरी वस्तु का मिलन होता है। शराब, सिगरेट, बीड़ी आदि सर्वथा अनावश्यक हैं। इन सबका अनियंत्रित सेवन ही रोग उत्पन्न करता है। इसी प्रकार भोजन भी रोग उत्पन्न करता है, अगर भोजन का शरीर की आवश्यकता से संबंध न हो तो। अनावश्यक एवं अत्यधिक सेवन ही रोग उत्पन्न करता है।

भोजन का सेवन योगी, भोगी तथा रोगी तीनों समान रूप से करते हैं। लेकिन भोजन कब योग होगा, कब भोग होगा तथा कब रोग होगा—इसका अर्थ समझने लायक है। नियंत्रित एवं आवश्यक भोजन योग है। इस भोजन में स्वाद का कोई महत्त्व नहीं है। स्वाद रूपी क्षणिक सुख के लिए किया गया अनावश्यक भोजन भोग है। यही भोजन रोग तब बन जाएगा, जब न उसकी मात्रा नियंत्रित होगी और न उस भोजन का जीवन जीने से संबंध होगा। इस प्रकार हम देखते हैं कि योग-भोग-रोग में दूसरी वस्तु या भाव का मिलना आवश्यक है तथा एक ही वस्तु का सेवन हमें योगी भी बना देगा, भोगी भी तथा रोगी भी। अत: हमारी यात्रा रोगी से योगी की ओर होनी चाहिए। यह कैसे संभव है? हम अपनी इच्छाओं को नियंत्रित कर लें। आवश्यकता से अधिक का सेवन न करें। हमारी इच्छाएँ इतनी प्रबल न हो जाएँ कि हम उनके गुलाम हो जाएँ। हमें यह सोचना होगा कि जीवन जीने के लिए है और आनंदपूर्वक जीने के लिए है। इस सुंदर व स्वस्थ शरीर को हम अपनी करनी से बिगाड़ लेते हैं। हम अगर आवश्यक सावधानियों का पालन करें तो हमारी यात्रा रोगी से योगी की ओर हो सकती है और दु:ख एवं उदासी से छुटकारा मिल सकता है तथा जीवन आनंद एवं उल्लासपूर्ण हो सकता है। उस रास्ते पर चलना पड़ेगा, केवल सोचने से परिवर्तन नहीं आएगा।

□

26

बुखार-उलटी-दस्त बीमारी नहीं हैं

प्रकृति या ईश्वर ने मानव शरीर की संरचना इस प्रकार की है कि इसमें विकार आने पर वह स्वत: एवं स्वाभाविक रूप से इसे निकालने का प्रयास करता है। हमें बुखार क्यों आया या उलटी-दस्त क्यों हुए, इसके रहस्य को समझना आवश्यक है। शरीर में किसी प्रकार का विकार आने पर ही बुखार होगा या उलटी-दस्त होंगे। हमने अगर स्वाभाविक रूप से इनको आने दिया और जाने दिया यानी बुखार, उलटी-दस्त के माध्यम से विकारों को निकलने दिया तो इन क्रियाओं ने हमें विकार-मुक्त कर दिया। होता क्या है कि शरीरधारी व्यक्ति को अपनी कमी एवं कमजोरियाँ समझ में आने के उपरांत भी उन कमियों एवं कमजोरियों को दूर करने का प्रयास नहीं करता। उनकी कमियों एवं कमजोरियों को दबाने का प्रयास होने पर प्रकृति अपने आप बुखार, उलटी, दस्त, सर्दी-जुकाम आदि के माध्यम से निकालने का प्रयास करती है; लेकिन अगर हमने अनावश्यक दवाओं से इन्हें रोकने का प्रयास किया तो ये ही विकार अन्य बीमारियों के प्रादुर्भाव के कारण बन जाएँगे। यह रहस्य जरा सूक्ष्मता से समझने लायक है। प्रकृति के इस रहस्यपूर्ण चमत्कार को समझने के लिए एक अन्य उदाहरण का हम आश्रय लेते हैं। जब हमारे बाल पकने लग जाएँ, हमारे दाँत जब गिरने लग जाएँ, आखों में मोतियाबिंद होना प्रारंभ हो जाए, पेशाब की धार कमजोर हो जाए या कम पेशाब होने पर भी पेशाब करने की तीव्र इच्छा हो जाए यानी प्रोस्ट्रेट का शुभारंभ हो जाए, पेशाब में शर्करा का आना आरंभ हो जाए, स्मरण-शक्ति में कमी आ जाए—यानी आयुजनित बीमारियाँ जब हमें परेशान करने लग जाएँ तो हमें अपनी बढ़ती उम्र के प्रति सतर्क एवं सावधान हो जाना चाहिए। दवा से बीमारियों को ठीक करने के बजाय परहेज, खान-पान में

बदलाव, आहार-विहार में परिवर्तन से अपने को शुद्ध करने का प्रयास करना चाहिए। नहीं तो दवाओं के अनावश्यक विष शरीर में अन्य लाइलाज बीमारियों जैसे कैंसर, टी.बी. आदि के पैदा होने के कारण बन जाएँगे।

प्रकृति ने हमें स्वस्थ एवं सुंदर शरीर दिया है। हमने कई आदतें ऐसी पाल लीं कि हम उन आदतों के शिकार हो गए और अपने को इतना कमजोर समझने लग गए कि पान, पान मसाला, खैनी, शराब, सिगरेट आदि हमसे छूटेगी ही नहीं। इन बुरी आदतों की गुलामी ने हमें जर्जर कर दिया। अगर पत्थर बीस चोट के बाद टूटा तो यह न समझें कि पहले की उन्नीस चोटें बेकार गईं। उन उन्नीस चोटों ने उस पत्थर को इतना कमजोर एवं जर्जर कर दिया था कि बीसवीं चोट पर वह टूट गया। हमारी ये मान्यताएँ भी बेदम एवं बेकार हैं कि ईश्वर ने हमें गिनती के श्वांस दिए हैं, यानी जीने की निश्चित अवधि दी है। मरना तो है ही, अत: इन आदतों को हम चाहे पालकर रखें या छोड़ दें, निश्चित अवधि में प्राण जाना निश्चित है। इन दलालों में दम नहीं है। गलत चीजों का सेवन करना ही अप्राकृतिक जीवन जीना है। आपका स्वास्थ्य आपके हाथ में है। गलत चीजों के सेवन से शरीर जर्जर होगा और आप अकाल एवं असमय मृत्यु के कारण बनेंगे।

तो स्वस्थ रहने का एकमात्र रहस्य है कि प्रकृति पर आधारित जीवन जीने का अभ्यास डालें। इसको उदाहरण से अच्छी तरह समझ लें। हम फल सेब, संतरा, मुसंबी, बेदाना, केला आदि का सेवन करते हैं तो उन फलों को काटकर नमक, मिर्च, चीनी, मसाला आदि मिलाकर अपनी पसंद के अनुसार चटपटा बना लेते हैं। मैं आपसे पूछता हूँ कि अगर इन फलों का सेवन हम बिना नमक, मिर्च, चीनी, मसाला मिलाये करें तो क्या प्रकृति के स्वाद का आनंद आपको और अधिक आनंदित नहीं करेगा? कभी भी फलों का सेवन इन मिर्च-मसालों के साथ न करें। सभी फलों का मौसम के अनुसार सेवन आपको स्वस्थ रखेगा। यह बात केवल फलों पर ही लागू नहीं होती। हम दही खाते हैं तो उसको भी नमक, मिर्च, चीनी आदि से स्वादिष्ट बनाने का प्रयास करते हैं; लेकिन दही को शुद्ध दही की तरह सेवन करें तो ज्यादा लाभप्रद होगा—यानी प्राकृतिक चीज को प्राकृतिक रहने दें, उसे मिर्च-मसाले से स्वादिष्ट बनाने का प्रयास न करें। प्रकृति-प्रदत्त चीजों का सेवन स्वाभाविक रूप से करें। अधिक मिर्च-मसालों का सेवन स्वास्थ्य के लिए हानिकर है।

प्रकृति ने हमारे शरीर में ऐसी प्रतिरोधक शक्ति विकसित कर रखी है कि जब भी बाहरी दुश्मन यानी बीमारी आती है तो शरीर अपनी पूरी क्षमता से उसको

रोकने का प्रयास करता है। हमारी प्रतिरोधक क्षमता जब कमजोर हो जाएगी और रोग रूपी दुश्मन अति शक्तिशाली हो जाएगा तो भी उक्त विकार को निकालने के लिए उलटी, दस्त, बुखार, सर्दी, जुकाम के रूप में प्रकृति हमारी मदद करती है। इन विकार रूपी बीमारियों को दबाने से इन विकारों का रूपांतरण अन्य भयंकर बीमारियों में हो जाएगा। मेरे इस निष्कर्ष से हो सकता है, आप सहमत न हों; लेकिन यह निष्कर्ष बड़े महत्त्व का है। इस निष्कर्ष पर गंभीरता से चिंतन करें तो इसकी यथार्थता को आप भी स्वीकार करने के प्रति आकर्षित हो जाएँगे। आप देखें गाँवों में रहनेवाले आदिवासियों को, आप देखें पहाड़ों पर रहनेवाले पहाड़ी लोगों को, आप देखें गुफाओं एवं कंदराओं में रहनेवाले साधु-संन्यासियों को या आप देखें शहरों में रहनेवाले ऐसे लोगों को जिनका जीवन प्राकृतिक है, तो आप देखेंगे कि वे बीमार भी कम पड़ते हैं। प्रकृति-विरुद्ध वस्तुओं का सेवन ही शरीर को जर्जर करता है। जब शरीर जर्जर हो जाएगा तो उसकी रोग प्रतिरोधक शक्ति क्षीण हो जाएगी और वह व्यक्ति कई रोगों से ग्रसित हो जाएगा।

एक बात और समझने लायक है कि दवाओं का अधिक सेवन भी शरीर को जर्जर करता है। दवा भी एक प्रकार का विष है, अत: उसके उपयोग से बचें। तो आप पूछ सकते हैं कि दवा तो कोई स्वाद या शौक से खाने की चीज है नहीं। बीमारी से बचने के लिए उसे खाना ही पड़ता है। नहीं, ऐसी बात नहीं है। आप दवाओं के सेवन के बिना भी स्वस्थ रह सकते हैं, बशर्ते आप रोग से मुक्त रहने का प्राकृतिक तरीका अपनाते रहें। जल का अधिक सेवन, प्रात: भ्रमण, थोड़ा योग का नियमित अभ्यास, फलों का सेवन, भूख से आधा पेट खाना, अधिक मिर्च-मसालों के सेवन से परहेज तथा मन को भी चिंताओं एवं दूसरों के प्रति विषम भावों से मुक्त रखना। इसके साथ ही अनावश्यक चीजों के सेवन से परहेज रखें जैसे—पान, पान मसाला, खैनी, शराब, बीड़ी-सिगरेट, मांस-मछली आदि। यानी आपको सतत सावधान रहना पड़ेगा कि अनावश्यक एवं असमय भोजन से बचें। अगर हम गलत आदतों के गुलाम हो गए तो स्वस्थ नहीं रह पाएँगे, यह निश्चित है। हमने अच्छे चिकित्सकों एवं पहुँचे हुए संत-महात्माओं को भी देखा है कि इन्होंने स्वास्थ्य के इन नियमों को अपनाया, अच्छा स्वास्थ्य पाया और जिन्होंने भी गलत आदतों का पालन किया, वे शारिरिक सुख से वंचित रह गए एवं उन्होंने असमय अकाल मृत्यु का वरण किया। अपवाद आपको सब जगह मिलेंगे, लेकिन आप उन अपवादों से भ्रमित होकर अपनी गलत आदतों को पालकर रखने का तर्क देने का प्रयास न करें। जैसे चाय अधिक पीनेवाला चाय को संजीवनी बूटी बताएगा। शराब का अधिक

सेवन करनेवाला इसे देवताओं द्वारा सेव्य सोमरस बताकर अपने सेवन को न्यायोचित बताएगा। भाँग का सेवन करनेवाला इसे भगवान् शंकर का सेव्य बताकर ग्रहण करने को न्यायोचित ठहराएगा। यानी आप इस प्रकार के थोथे तर्क से अपने को संतुष्ट भले ही कर लें, लेकिन यह निश्चित मानकर चलें कि इनका सेवन हमारे जीवन के लिए आवश्यक नहीं है; तो हम क्यों इन अनावश्यक चीजों का सेवन करें ? विश्व अब यह मानने के लिए मजबूर होता जा रहा है कि मांसाहार एवं मद्य-रहित जीवन ज्यादा शारीरिक सुख देगा एवं हमें दीर्घजीवी बनाएगा।

मेरे इस लेख का निष्कर्ष यह है कि प्रकृति ने हमें स्वस्थ एवं सुंदर शरीर दिया है। हम इसे अपनी गलत आदतों का शिकार न होने दें। बुखार, उलटी, दस्त, जुकाम को विकार निकालने का प्राकृतिक तरीका मानें। शरीर के विकारों को निकलने दें। उन विकारों को निकलने से रोकने पर ये विकार अन्य बड़ी बीमारियों के कारण बनेंगे। यह जरूर ध्यान रखें कि आवश्यकता से अधिक समय तक बुखार रहने पर या अधिक मात्रा में उलटी, दस्त, जुकाम होने पर योग्य चिकित्सक से चिकित्सा कराएँ। अनावश्यक चीजों के सेवन से अपने को बचाने का प्रयास करें। केवल शुद्ध भोजन आपको स्वस्थ रखेगा। आपकी असली सुंदरता प्राकृतिक जीवन में है, न कि हेजलिंग पाउडर या मेकअप में। आप किसी मेकअप करनेवाले व्यक्ति को बिना मेकअप में देखें तो कभी-कभी आपको धोखा हो जाएगा कि यह वही व्यक्ति है। आप अन्य लोगों से चाहें तो शिक्षा लें कि अमुक व्यक्ति अगर बिना पान, पान मसाला, खैनी, शराब, मांस-भक्षण के स्वस्थ रह सकता है तो हम क्यों नहीं। आपको संकल्पित होना होगा। आपका स्वस्थ एवं बीमार रहना—आपकी जीवन-शैली पर निर्भर करता है। आप जितना ही प्राकृतिक जीवन जिएँगे उतने ही स्वस्थ रहेंगे। जितना ही अप्राकृतिक जीवन जिएँगे तथा गलत आदतों के गुलाम रहेंगे, आपको बीमार होने से कोई बचा नहीं पाएगा।

□

27

जल ही जीवन है

हमारे अंतरिक्ष वैज्ञानिक जब अन्य ग्रहों पर यान भेजते हैं या स्वयं जाते हैं तो सबसे पहले उन ग्रहों पर जल की तलाश करते हैं। अगर जल है तो वहाँ जीवन होने की संभावना मानते हैं।

हमारे देश के प्रसिद्ध वैज्ञानिक श्री जगदीश चंद्र बसु ने विज्ञान से प्रमाणित कर दिया था कि पेड़ों में भी प्राण है। लेकिन हमारे ज्ञान के मूलाधार वेदों ने पहले ही कह दिया कि जो वस्तु बिना पानी के मुरझा जाए तो समझिए, उसमें प्राण है। पेड़ बिना पानी के मुरझा जाएँगे, अतः उनमें प्राण तत्त्व है। अतः यह तो निर्विवाद है कि जल ही जीवन है।

सारी पृथ्वी में तीन-चौथाई भाग जल है तथा केवल एक-चौथाई भाग ही जमीन है। अतः जल की प्रधानता है। इनसान भी बिना भोजन के तो कई दिनों तक जीवित रह सकता है, लेकिन बिना जल के वह कितने दिन तक जीवित रह सकेगा? अगर एक वर्ष जल की वर्षा न हो तो सारी पृथ्वी पर हाहाकार मच जाएगा। हमारे अनाज, फल, सब्जी, यानी सारे खाद्य पदार्थ बिना जल के पैदा ही नहीं हो सकते। इस प्रकार, जीवन में जीने के लिए जल की ही प्रधानता है। जल में ही यौवन एवं सौंदर्य को सुरक्षित रखने की क्षमता है।

मनुष्य के लिए जल प्रकृति का उपहार है। जीव के पैदा होने के पहले जल पैदा हो चुका था। जल में ही जीवन का प्रारंभ माना गया। केवल मानव के लिए ही नहीं, अपितु सृष्टि के संपूर्ण प्राणियों के साथ ही साथ वनस्पतियों के लिए भी जल वरदान है। इसके अभाव में प्राणी जगत् की कल्पना तक नहीं की जा सकती। जल की आवश्यकता न सिर्फ पीने के लिए होती है, वरन् कपड़ा धोने, नहाने, खाना

बनाने, सफाई करने आदि के लिए भी आवश्यक है। इसके अतिरिक्त कृषि, विद्युत्-उत्पादन, मत्स्य-पालन आदि विभिन्न उद्योगों में जल की अधिक आवश्यकता है।

हमारे शास्त्रों में लिखा है कि 'अजीर्णे भैषजं वारि जीर्णे वारि बलप्रदम्'—अर्थात् अजीर्ण में पानी दवा का काम करता है और भोजन पचने के बाद पानी पीने से शरीर में बल होता है। बहुत से रोगों में यह दवा का काम करता है। ठंडे एवं गरम जल में अलग-अलग औषधीय गुण हैं। कई रोगों में ठंडा पानी एवं कई रोगों में गरम पानी दवा का काम करता है। गरम पानी का लाभ वात रोगों, जोड़ों का दर्द, कमर का दर्द, घुटने का दर्द, गठिया तथा कंधे की जकड़न में होता है। इसमें गरम पानी का या भाप का सेंक दिया जाता है। आग से जलने एवं झुलसने पर तुरंत जले या झुलसे अंग को ठंडे पानी में कम-से-कम एक घंटे डुबोकर रखें। उससे शांति मिलेगी, जलन दूर होगी, घाव या फफोला नहीं होगा। यदि पूरा शरीर जल जाए तो तुरंत उसको बड़े पानी के हौज या तालाब में डुबो दें। केवल साँस लेने के लिए नाक को पानी से बाहर रखें।

वैद्य तथा प्राकृतिक चिकित्सक बताते हैं कि रात में नींद न आती हो तो सोने से पहले दोनों पैरों को घुटने तक सहने योग्य गरम पानी से भरी बालटी या टब में पंद्रह मिनट डुबोए रखें। इसके बाद पैरों को बाहर निकालकर पोंछ लें और सो जाएँ। नींद आएगी। यह ध्यान रखें कि जब गरम पानी में पैर डुबोएँ तब सिर पर ठंडे पानी में भिगोया व निचोड़ा हुआ तौलिया अवश्य रखें। ज्यादा उलटी-दस्त होने पर डॉक्टर कहते हैं कि इनको डिहाइड्रेशन हो गया, अत: तुरंत पानी या तो पिलाया जाता है या सेलाइन वाटर चढ़ाया जाता है। पानी अगर समय से नहीं पिलाया या चढ़ाया गया तो मृत्यु तक हो जाती है।

प्रात: उठते ही बासी मुँह पानी पीना अमृत-तुल्य माना गया है। कम-से-कम तीन-चार गिलास पानी पीना चाहिए। पानी से पेट तो मल निकलने पर साफ होगा ही, मूत्र के द्वारा भी शरीर के विजातीय द्रव्य निकल जाते हैं। ठंडे जल से नेत्रों में छींटे मारना भी नेत्र को विकारों से दूर रखता है तथा दृष्टि सही बनी रहती है। नहाते वक्त जल से रगड़कर नहाने से शरीर के विकार भी निकल जाते हैं। दिन भर में कम-से-कम आठ गिलास पानी पीना हितकर है। इससे शरीर के दूषित द्रव्य तरल होकर मल-मूत्र, पसीने तथा श्वास के द्वारा बाहर निकल जाते हैं। उपवास के दिनों में थोड़ा-थोड़ा जल पीना तथा एनीमा लेना लाभप्रद होता है।

संभोग के तुरंत बाद एवं व्यायाम के तुरंत बाद पानी नहीं पीना चाहिए। भोजन के एक घंटे पहले तथा एक घंटे बाद ही पानी पीना चाहिए। भोजन के साथ

जल पीना हानिकर होता है। दिन में दो-तीन घंटे के अंतराल पर जल अवश्य पीना चाहिए। लू तथा गरमी लग जाने पर ठंडा जल और सर्दी लग जाने पर थोड़ा गरम जल पीना चाहिए। इससे शरीर को राहत मिलती है।

एसीडिटी (अम्लता) की बीमारी में अधिक पानी पीने से पेट तथा पाचन नली के अंदर की कोमल सतह जलने से बचती है। उपवास के समय जल में नीबू के रस को डालकर एक-एक घंटे पर जल पीना चाहिए, जिससे पाचन अंग जल पचाने में लगे रहेंगे तथा शरीर से जहर भी निकल जाएगा।

रात को सोने से पहले भी जल पीने से अच्छी नींद आती है। इस प्रकार, जीवन में जल का अति महत्त्वपूर्ण स्थान न कहकर इसे यों कहना अधिक उचित है कि 'जल ही जीवन है'।

हमने पहाड़, नदी, तालाब, कुएँ, समुद्र आदि को इतना महत्त्व दिया, क्योंकि ये सभी जल के स्रोत हैं। हमारे देश की सारी सभ्यता व संस्कृति का विकास नदियों के किनारे हुआ। पुराने जमाने में परिवहन का साधन भी हमारी नदियाँ ही थीं। साधु-संतों ने भी अपने आश्रम नदी किनारे बनाए, ताकि जल की उपलब्धता सुगमतापूर्वक बनी रहे। हम मुर्दे को स्नान के उपरांत ही अरथी पर लेटाते हैं। चिता पर रखने से पहले भी गंगा-स्नान का विधान है तथा जलने के उपरांत भी राख को गंगा में प्रवाहित कर दिया जाता है। जन्म एवं विवाह के अवसर पर गंगा-पुजैया होती है—यानी जनमते ही जल से परिचय कराया जाता है तथा विवाह में भी नई गृहस्थी बसाने पर जल की महिमा का परिचय कराया जाता है।

बिना जल के हमारा कोई धार्मिक विधान नहीं होता। हम भगवान् शंकर पर भी जलाभिषेक करते हैं। गंगा-स्नान में नित्य जल से ही सूर्य भगवान् को अर्घ्य देते हैं। घर पर भी नहाने के बाद भगवान् सूर्य को अर्घ्य देने का विधान है। अत: जीवित रहने के लिए जल चाहिए, स्वस्थ एवं सुंदर रहने के लिए जल चाहिए। जल नहीं तो जीवन नहीं। अत: जल ही जीवन है।

□

28

मान-अपमान

सेठ जमुनालाल बजाज को अंग्रेजी राज के समय 'राय बहादुर' की उपाधि मिली। वे महात्मा गांधी के पास आशीर्वाद लेने गए। राष्ट्रपिता ने कहा कि 'जमुना लाल, अपमान से ज्यादा सम्मान ने दुनिया को आहत किया है। यह सम्मान तुम्हारी आत्मोन्नति में बाधक न हो जाए, इसका खयाल रखना।' जमुनालाल ने तत्काल 'राय बहादुर' का सम्मान वापस लौटा दिया। गांधीजी की इस उक्ति का अर्थ जरा समझने लायक है। इसको समझने के लिए गांधी-विनोबा के दूसरे उदाहरण से इसको अच्छी तरह समझा जा सकता है।

गांधीजी ने एक पत्र राष्ट्र संत विनोबाजी को लिखा। उस पत्र में विनोबाजी की तारीफ की गांधीजी ने कि आप भारत के सर्वश्रेष्ठ संत हैं। जिस समय वह पत्र विनोबाजी को मिला, उस समय वे अपने भक्तों एवं शिष्यों के बीच बैठे थे। उस पत्र को पढ़कर विनोबाजी ने तुरंत फाड़ दिया। सामने बैठे सभी लोगों को आश्चर्य हुआ कि गांधीजी के पत्र को विनोबाजी ने फाड़कर इतना बड़ा अपमान किया गांधीजी का! उनसे रहा नहीं गया, विनोबाजी से पूछ ही बैठे कि गांधीजी के पत्र को फाड़ा क्यों? तो विनोबा ने कहा कि 'गांधीजी झूठ बोले।' इस पर तो और भी आश्चर्य कि गांधी कैसे झूठ बोले! तो लोगों ने पुनः पूछा कि गांधी क्या झूठ बोले? तो विनोबा ने कहा कि 'उन्होंने पत्र में मुझे सर्वश्रेष्ठ संत बताया, जो सत्य नहीं है। मुझ से भी बहुत ऊँचे-ऊँचे संत हैं। पत्र इसलिए भी फाड़ दिया कि पत्र रहेगा तो बार-बार पढ़ने का मन करेगा, क्योंकि गांधीजी ने तारीफ की है और अहंकार पैदा होगा कि मैं भी बड़ा संत हूँ। अहंकार न पैदा हो, अतः मैंने उस पत्र को फाड़कर फेंक दिया।' विनोबा के विचार बिलकुल सही हैं। कारण, अपनी तारीफ सब पढ़ना व सुनना

चाहते हैं एवं तारीफ सुनने या पढ़ने से निश्चित रूप से अहंकार पैदा होता है। यह अहंकार हमारी आत्मोन्नति में बाधक होता है।

एक संत बता रहे थे कि कंचन, कामिनी एवं कीर्ति का मोह हमारी प्रगति में बाधक है। कंचन का मोह छूटना कठिन, कामिनी का कठिनतर है एवं कीर्ति का मोह छूटना कठिनतम है। मैंने देखा है, बड़े-बड़े महात्मा भी अपने मान-सम्मान से प्रभावित होते हैं। मन के प्रतिकूल होते ही क्रोधित हो जाएँगे। सबसे पहले अखबार देखेंगे कि मेरा नाम कहाँ छपा है। यानी सम्मान की भूख का छूटना बहुत ही कठिन कार्य है।

एक बार गुरुकुल आश्रम में शिष्यों की विदाई हो रही थी। गुरु ने शिष्यों से कहा, 'तुम लोगों की विदाई हो रही है, कोई जिज्ञासा हो तो पूछ सकते हो।' एक शिष्य ने पूछा, 'गुरुदेव, मुक्ति का मार्ग क्या है?' तो गुरुदेव ने सामने खड़ी मूर्ति को सभी शिष्यों को माला पहनाने का आदेश दिया। सभी शिष्यों ने बारी-बारी से माला पहना दी। जब माला पहनाना समाप्त हो गया तो पुनः सभी शिष्यों को उसी मूर्ति को एक-एक जूता मारने का आदेश दिया। शिष्य लोग गुरु के आदेश से सहम गए कि गुरुजी ने ऐसा आदेश तो कभी दिया नहीं! लेकिन गुरुकुल में तो गुरु के आदेश को मानना शिष्य के लिए अनिवार्य होता है, अतः सभी छात्रों ने बारी-बारी से उसी मूर्ति को एक-एक जूता मार दिया। जब जूता मारना समाप्त हो गया तो गुरुदेव ने शिष्यों से पूछा कि जब तुम माला पहना रहे थे तो मूर्ति में कोई प्रतिक्रिया देखी? शिष्यों ने कहा कि 'नहीं'। इसी प्रकार जब तुम जूता मार रहे थे तो मूर्ति में कोई प्रतिक्रिया देखी? तो शिष्यों ने पुनः कहा कि 'नहीं'। तो गुरुदेव ने कहा कि जब तुम माला रूपी मान में एवं जूता रूपी अपमान से प्रतिक्रिया-रहित हो जाओगे तो तुम्हारा मुक्ति का मार्ग खुल जाएगा।

सुविधाओं ने हमें नपुंसक बनाया है और संघर्ष ने हमें आगे बढ़ाया है। हमारा मान हमें कहीं सुविधाभोगी न बना दे। अगर हम मान के कारण सुविधाभोगी हो रहे हैं तो हमें सावधान हो जाना चाहिए। मान पाने की प्रक्रिया से बचना चाहिए। इसी प्रकार, अगर हमारा अपमान हमें संघर्षशील बनाता है तो अपमान को पचाने की क्षमता विकसित करनी होगी।

हमारे शास्त्रों में एक प्रकरण आता है कि राजा, विद्वान् एवं महिला सबसे ज्यादा अपमानित कब महसूस करते हैं। अगर राजा अपनी राजाज्ञा को अपनी जनता के बीच नहीं मनवा सके तो राजा सबसे अधिक अपमानित महसूस करते हैं। विद्वान् का भरी सभा में अन्य विद्वानों के बीच अपमान हो जाए तो वे सबसे अधिक अपने

को अपमानित महसूस करते हैं। इसी प्रकार, कोई स्त्री किसी पुरुष के साथ हम-बिस्तर होना चाहे और वह पुरुष उसके प्रणय-निवेदन को अस्वीकार कर दे तो वह स्त्री इसे सबसे अधिक अपमानजनक महसूस करती है। आप 'रामायण' के प्रकरण को जानते हैं कि शूर्पणखा ने राम एवं लक्ष्मण से कहा था कि 'तो सम पुरुष न मो सम नारी'। लेकिन राम-लक्ष्मण पर उसके प्रणय-निवेदन का कोई असर नहीं हुआ। उन्होंने उसे स्वीकार नहीं किया। शूर्पणखा घोर अपमानित हुई। उसका नाक कटना क्या है! जब हम अपमानित होते हैं तो कहते हैं कि—'हमारी नाक कट गई'। इसी प्रकार शूर्पणखा की नाक कटना भी उसके अपमानित होने का ही प्रतीक है।

डॉ. राजेंद्र प्रसाद जब हमारे देश के राष्ट्रपति थे तो वे 'कल्याण' के यशस्वी संपादक भाई श्री हनुमान प्रसादजी पोद्दार को 'भारत रत्न' की उपाधि से विभूषित करना चाहते थे। उस समय उत्तर प्रदेश के मुख्यमंत्री श्री गोविंद बल्लभ पंतजी को राष्ट्रपति महोदय ने कहा कि आप गोरखपुर जाकर भाई श्री हनुमान प्रसादजी पोद्दार को राजी करें। श्री पंतजी जब भाईजी के पास गए और राष्ट्रपति महोदय की इच्छा व्यक्त की तो भाईजी ने कहा, 'यह तो राष्ट्रपति महोदय का मेरे प्रति अतिशय प्रेम है; लेकिन यह उपाधि किसी अन्य योग्य व्यक्ति को देने की कृपा करें। मेरे लिए तो उपाधि व्याधि के समान है।' और इस प्रकार 'भारत रत्न' के सर्वोच्च अलंकरण को भाई श्री हनुमान प्रसाद पोद्दार ने अस्वीकार कर दिया। जिस अलंकरण को पाने के लिए बड़े-बड़े लोग लालायित रहे, उसे अस्वीकार कर देना अपने आप में अति महत्त्वपूर्ण है।

पूर्णतया निंदित या पूर्णतया प्रशंसित पुरुष न अभी तक पैदा हुआ है और न होगा। कारण, किसी के द्वारा किसी की प्रशंसा होती है तो उसी व्यक्ति की किसी के द्वारा निंदा। प्रशंसा एवं निंदा कोई सार्वभौम सिद्धांत नहीं है। यह समय-सापेक्ष है। कारण, हम आज जिसकी प्रशंसा करते हैं, कल उसी की निंदा भी कर सकते हैं।

विनोबाजी कहते हैं कि केवल सम्मान पाने के लिए कोई काम न करें। आपको कर्तव्य-कर्म और कर्तव्य-पालन में अगर सम्मान मिलता है तो ठीक है, यानी सम्मान पाना हमारा उद्देश्य नहीं। जैसे साबुन बनाना हमारा उद्देश्य है, लेकिन अगर ग्लिसरीन बाइ-प्रोडक्ट के रूप में मिलती है तो स्वीकार्य है।

पूज्य श्री मोरारी बापू से किसी ने कहा कि सम्मान प्राप्त करने का क्या उपाय है, तो उन्होंने कहा कि अपमान की भूख जाग्रत् करो। जीवन में जो व्यक्ति आज सम्मान पा रहे हैं, उसका कारण उनका जीवन में कभी-न-कभी अपमानित

होना है। अगर महात्मा गांधी का अपमान जोहांसबर्ग (दक्षिण अफ्रीका) में नहीं होता, जब प्रथम श्रेणी में सफर करते समय गोरों द्वारा उनका सामान बाहर फेंक दिया गया, तो आज गांधी इतने सम्मानित न होते। 'रामचरितमानस' के रचयिता गोस्वामी तुलसीदासजी भी पत्नी द्वारा कितने अपमानित किए गए कि 'हाड़-मांस के इस शरीर में इतनी आसक्ति के बजाय अगर ईश्वर में आसक्ति होती तो तुम्हारा जन्म सफल हो जाता।' कालिदास इतने मूर्ख थे कि पेड़ की जिस डाल पर बैठे थे उसी को काट रहे थे। उनका विवाह कुछ कुटिल व्यक्तियों ने छलपूर्वक एक विदुषी राजकन्या विद्योतमा से करवा दिया। जब उसे अपने पति का असली परिचय मिला तो वह क्रोध से पागल हो उठी। उसने कठोर शब्दों में 'मूर्ख कालिदास' कहकर उन्हें अपमानित किया। कालिदास अपने अपमान के कारण अत्यंत दु:खी हुए। उन्होंने अज्ञान से मुक्त होने का दृढ़ संकल्प कर माँ काली के चरणों में शरण ली। काली की कृपा से विद्या की अधिष्ठात्री देवी सरस्वती ने उन्हें ज्ञान-संपन्न कर दिया और कालिदास 'महापंडित कालिदास' के रूप में प्रसिद्ध हुए। इस प्रकार के उदाहरणों से इतिहास भरा पड़ा है। महात्मा गांधी का यह सूत्र बड़े महत्त्व का है कि 'सम्मान आत्मोन्नति में बाधक न हो जाए, अत: सम्मान मिलने पर सावधान रहें।' मोरारी बापू का सूत्र भी बड़े काम का है कि 'सम्मान पाना हो तो अपमान की भूख जाग्रत् करो।' अत: सम्मान-अपमान एक ही सिक्के के दो पहलू हैं, जैसे—दिन-रात, सुख-दु:ख, सर्दी-गरमी आदि। ये हमेशा साथ रहेंगे। बस, सम्मान-अपमान में यदि हम सम अवस्था में रहना सीख लें तो हमेशा के लिए दु:खी होने से बच जाएँगे।

□□□